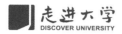
走进大学
DISCOVER UNIVERSITY

什么是
药学？

WHAT
IS
PHARMACY?

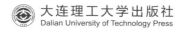
U0245232

尤启冬　郭小可　编著

大连理工大学出版社
Dalian University of Technology Press

图书在版编目(CIP)数据

什么是药学？ / 尤启冬，郭小可编著. -- 大连：
大连理工大学出版社，2022.12
ISBN 978-7-5685-4039-1

Ⅰ. ①什… Ⅱ. ①尤… ②郭… Ⅲ. ①药物学－高等
学校－教材 Ⅳ. ①R9

中国版本图书馆 CIP 数据核字(2022)第 244397 号

什么是药学？　　SHENME SHI YAOXUE？

策划编辑：苏克治
责任编辑：于建辉　邵　青
责任校对：陈　玫
封面设计：奇景创意

出版发行：大连理工大学出版社
　　　　　（地址：大连市软件园路 80 号，邮编：116023）
电　　话：0411-84708842（发行）
　　　　　0411-84708943（邮购）　0411-84701466（传真）
邮　　箱：dutp@dutp.cn
网　　址：http://dutp.dlut.edu.cn

印　　刷：辽宁新华印务有限公司
幅面尺寸：139mm×210mm
印　　张：4.5
字　　数：79 千字
版　　次：2022 年 12 月第 1 版
印　　次：2022 年 12 月第 1 次印刷
书　　号：ISBN 978-7-5685-4039-1
定　　价：39.80 元

本书如有印装质量问题，请与我社发行部联系更换。

出版者序

高考，一年一季，如期而至，举国关注，牵动万家！这里面有莘莘学子的努力拼搏，万千父母的望子成龙，授业恩师的佳音静候。怎么报考，如何选择大学和专业，是非常重要的事。如愿，学爱结合；或者，带着疑惑，步入大学继续寻找答案。

大学由不同的学科聚合组成，并根据各个学科研究方向的差异，汇聚不同专业的学界英才，具有教书育人、科学研究、服务社会、文化传承等职能。当然，这项探索科学、挑战未知、启迪智慧的事业也期盼无数青年人的加入，吸引着社会各界的关注。

在我国,高中毕业生大都通过高考、双向选择,进入大学的不同专业学习,在校园里开阔眼界,增长知识,提升能力,升华境界。而如何更好地了解大学,认识专业,明晰人生选择,是一个很现实的问题。

为此,我们在社会各界的大力支持下,延请一批由院士领衔、在知名大学工作多年的老师,与我们共同策划、组织编写了"走进大学"丛书。这些老师以科学的角度、专业的眼光、深入浅出的语言,系统化、全景式地阐释和解读了不同学科的学术内涵、专业特点,以及将来的发展方向和社会需求。希望能够以此帮助准备进入大学的同学,让他们满怀信心地再次起航,踏上新的、更高一级的求学之路。同时也为一向关心大学学科建设、关心高教事业发展的读者朋友搭建一个全面涉猎、深入了解的平台。

我们把"走进大学"丛书推荐给大家。

一是即将走进大学,但在专业选择上尚存困惑的高中生朋友。如何选择大学和专业从来都是热门话题,市场上、网络上的各种论述和信息,有些碎片化,有些鸡汤式,难免流于片面,甚至带有功利色彩,真正专业的介绍尚不多见。本丛书的作者来自高校一线,他们给出的专业画像具有权威性,可以更好地为大家服务。

二是已经进入大学学习,但对专业尚未形成系统认知的同学。大学的学习是从基础课开始,逐步转入专业基础课和专业课的。在此过程中,同学对所学专业将逐步加深认识,也可能会伴有一些疑惑甚至苦恼。目前很多大学开设了相关专业的导论课,一般需要一个学期完成,再加上面临的学业规划,例如考研、转专业、辅修某个专业等,都需要对相关专业既有宏观了解又有微观检视。本丛书便于系统地识读专业,有助于针对性更强地规划学习目标。

三是关心大学学科建设、专业发展的读者。他们也许是大学生朋友的亲朋好友,也许是由于某种原因错过心仪大学或者喜爱专业的中老年人。本丛书文风简朴,语言通俗,必将是大家系统了解大学各专业的一个好的选择。

坚持正确的出版导向,多出好的作品,尊重、引导和帮助读者是出版者义不容辞的责任。大连理工大学出版社在做好相关出版服务的基础上,努力拉近高校学者与读者间的距离，尤其在服务一流大学建设的征程中，我们深刻地认识到，大学出版社一定要组织优秀的作者队伍，用心打造培根铸魂、启智增慧的精品出版物，倾尽心力，服务青年学子，服务社会。

"走进大学"丛书是一次大胆的尝试，也是一个有意义的起点。我们将不断努力，砥砺前行，为美好的明天真挚地付出。希望得到读者朋友的理解和支持。

谢谢大家！

苏克治
2021 年春于大连

自　序

药品攸关国家安全和人民健康。药品是一种特殊的商品,以人为使用对象,用来预防、治疗和诊断疾病。人民健康是民族昌盛和国家富强的重要标志。随着人口老龄化,疾病谱不断变化及生态环境、生活行为方式变化,人民对药品的主要需求已从"有药可用"转向"用好药物",这对药学工作者又提出了更高的要求。

我国创新药物的发展取得了一些成绩,以屠呦呦为代表的研发团队发现抗疟疾新药——青蒿素、我国自主知识产权的抗肿瘤新药"西达苯胺"的诞生,均标志着我国创新药物研发正在稳步向前。在助力健康中国战略中,要实现中国创新药物从"跟跑"到"并跑"再到将来的"领跑",药学是重要的一环。

药学作为与人类健康息息相关的学科,具有举足轻重的地位，也越来越受到大众的关注。人们对"药"并不陌生，因为我们从出生开始已经跟"药"结下了不解之缘。但是，大家对于药物的诞生和发现可能不太了解，与药学之间的关系就像是"熟悉的陌生人"。为此，本书从神农尝百草说起，用通俗易懂的语言讲述了药学的前世今生，一起来领略"老药"阿司匹林的魅力，厘清"神药"伊马替尼的发现，了解现代药物的研发流程，感受现代科技对药物研发的促进作用；本书用丰富有趣的故事描写了药物这一有力对抗疾病的武器。在这里，你既可以看到疫苗与疾病防治的关系，又能沉浸式体会青蒿素对抗疟疾的伟大发现，既能与抗流感畅销药奥司他韦相识，又能与丙肝治疗药索磷布韦相遇；本书不仅从定义、内涵和分支分类对药学进行了概览描述，亦对药学的高等教育和药学的人才需求进行了详细剖析。

　　本书由中国药科大学的国家教学名师尤启冬教授和教学新秀郭小可副教授共同编写。全书共分为五章，分别为药学的前世今生、药物是人类对抗疾病的有力武器、药学是什么、药学高等教育概览以及药学之人才需求。希望通过本书带你走近药学的领域，引你打开药学世界的大门。

编者

2022 年 12 月

目　录

药学的前世今生

> 夫以铜为镜,可以正衣冠;以古为镜,可以
> 知兴替;以人为镜,可以明得失。
>
> ——《贞观政要·卷二·论任贤》

▶▶从神农尝百草说起

> "药有酸、咸、甘、苦、辛五味,又有寒、热、温、凉四气,
> 及有毒、无毒……采造时月生熟,土地所出,真伪陈新,并
> 各有法。"
>
> ——《神农本草经》

远古时期,百姓采食野生瓜果,生吃动物肉,故常有
中毒甚至死亡等情况发生,寿命很短。传说,神农氏"宣
药疗疾,救夭伤人命",使百姓益寿延年。他跋山涉水,尝

遍百草，了解百草之平毒寒温之药性，在这一过程中积累下来许多药物知识。这些药物知识经代代口口相传，于东汉时期集结整理成书，即《神农本草经》。《神农本草经》是我国历史上最早的一部药物专著，共收载药物365种，其中植物药物252种、动物药物67种、矿物药物46种，记载了各种药物的性味、产地以及主治等，对后续的中医药以及药学发展具有重要的意义。

除《神农本草经》外，我国的另外两部著作也在人类药学的发展中具有重要地位。一是唐代的《新修本草》（659年），被认为是世界上最早的一部药典；二是明代的《本草纲目》（1578年），是李时珍在长期的行医、采药、调查、考证、参考历史书籍、总结用药经验等医药实践中编纂而成的，后被译成英、日、德、法、俄和拉丁等多种文字，传播世界各地，是举世闻名的药学巨著。

在中国有神农尝百草，而世界各国如欧洲多国、古埃及等国家的人们也有使用自然界的物质进行疾病治疗的历史，人们长期从大自然获取药用物质。随着科学技术的发展，人们逐渐不再满足仅仅通过简单使用这些天然植物治疗疾病，而是希望从中发现具有治疗作用的活性成分。人们主要从已在临床上应用的植物、矿物中提取和分离有效成分，并确定其化学结构。

第一个纯化学物质的药物——吗啡,是从自然界的植物罂粟中提取得到的。如今药物的来源更加丰富,我们不仅能从天然产物中获取,还可以从药物的代谢产物以及内源性物质等途径获得。生命科学和技术的发展使人们对疾病和身体机能有了更多的了解,甚至能通过自行设计发现药物。

药品根据来源不同,可分为三类:生物药、中药和化学药。让我们一起来看看药物从哪里来。

▶▶药物从哪里来?

➡➡树皮也是药?

我们常常在影视剧中看到古时医者经常上山采草药,所以"草"可以成药大家并不奇怪,其实"树皮"也是多种药物的来源。比如"百年老药"阿司匹林、早期抗疟药奎宁以及肌松药阿曲库铵等,都是直接或间接通过树皮而得到的。

❖❖❖从柳树皮到阿司匹林

据古埃及时期的医学文献《埃伯斯纸草文稿》记录,人们在公元前二千多年就已经使用柳树(图 1)树叶和树

皮煮汤治疗风湿痛和关节痛了，但并不清楚是其中什么

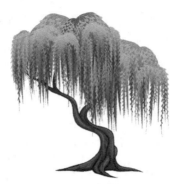

图 1　柳树

成分起的作用。1828 年，德国化学家约瑟夫·布赫纳（Johann Buchner）从柳树皮里分离提纯出活性成分，并以白柳（*Salix alba*）的拉丁名命名为 Salicin，即水杨苷；1829年，法国药学家亨利·雷洛克斯（Henri Leroux）实现了水杨苷的大规模提取，当时，大约 1.5 千克柳树皮能够提取30 克水杨苷；意大利化学家拉斐尔·皮瑞阿（Raffaele Piria）发现水杨苷水解、氧化可变为水杨酸，其药效比水杨苷更好；1859 年，合成水杨酸的廉价方法被发现，使得水杨酸广泛用于关节炎等疾病的治疗，但是水杨酸作为药物并不成功，其酸性很强，不仅具有难吃的味道且对胃部刺激很大；1897 年德国拜耳公司的菲利克斯·霍夫曼（Felix Hoffmann,1868—1946)和亚瑟·艾兴格林(Arthur Eichengrün,1867—1949)通过乙酰化反应将水杨酸制成了乙酰水杨酸,也就是现在的阿司匹林(Aspirin)(图 2)。

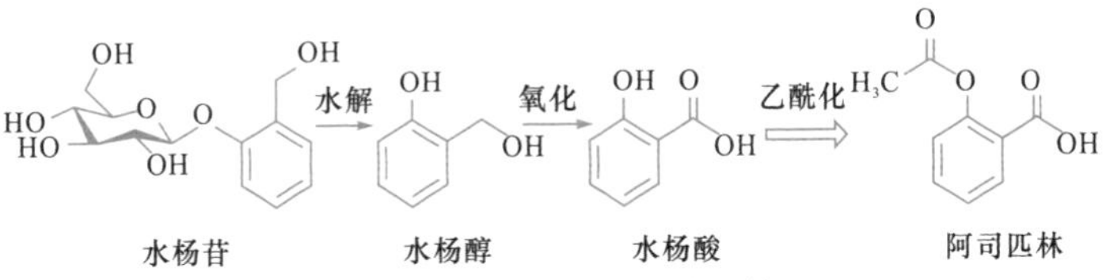

图 2　从水杨苷到阿司匹林

阿司匹林于 1899 年正式推向市场,很快便成了世界上的畅销药物,并由此开启了非甾体抗炎药的篇章。阿司匹林的发现距今已有 120 余年,但其研究从未止步。除了解热、镇痛、抗炎,小剂量的阿司匹林还被作为心血管二级预防用药而广泛用于临床中。通过对阿司匹林的作用机制研究,英国药理学家与生物学家约翰·罗伯特·范恩(John Robert Vane,1927—2004)获得 1982 年诺贝尔生理学或医学奖。

❖❖❖从金鸡纳树树皮到奎宁

疟疾,是一种经疟蚊叮咬或输血而感染疟原虫所引起的虫媒传染病,大都于夏秋季节流行。该疾病表现为周期性寒战、高热。寒战持续 10 分钟～2 小时,接着体温迅速上升，常达 40 ℃或更高。高热持续 2～6 小时后，全身大汗淋漓，大汗后体温降至正常或正常以下。经过一段间歇期后，又开始重复上述周期性寒战、高热。最后导致贫血和脾肿大等。

传说很久以前，一位南美洲的印第安人患了疟疾，寒热交作、口干舌燥，无意间发现一个小池塘，便喝了池塘中的水，水味异常苦涩，他本以为水中有毒，但不久却发现自己退烧而且痊愈了。经过仔细观察，他发现许多树浸泡在池塘里，使得水味苦涩。从此，印第安人得知此树皮可以治疗疟疾。这种树被称为金鸡纳树，金鸡纳树的秘密被作为"祖传秘方"在族人中代代相传，并规定不可泄露给外族人。17 世纪，欧洲殖民者侵略美洲时，许多欧洲人由于不适应当地的气候条件而感染疟疾。时任秘鲁总督的西班牙人辛可（Chinchon）伯爵的夫人安娜·辛可（Ana Chinchon）患了严重的疟疾。她的印第安人侍女卓玛出于好心，偷偷在安娜服用的汤药中加投了树皮粉末，不料被伯爵发现，伯爵误以为卓玛在汤药中下毒，故而准备将她处死。在千钧一发之际，安娜赶赴刑场，搭救了卓玛。从此，西班牙人得知了"树皮的秘密"，并将这种树带回欧洲。1742 年，瑞典植物学家卡尔·林奈（Carl Linnaeus，1707—1778）为纪念辛可伯爵及其夫人，将此树正式命名为 cinchona，即金鸡纳树[图 3(a)]。1817 年，法国药剂师约瑟夫·比奈梅·卡文图（Joseph Bienaimé Caventou，1795—1877）和皮埃尔·约瑟夫·佩尔蒂埃（Pierre Joseph Pelletier，1788—1842）合作，首先从金鸡纳树树皮中分离得到了奎宁单体，后证实金鸡纳树树皮中的抗疟疾有效成分即奎宁（Quinine）[图 3(b)]。19 世纪末，奎宁由欧洲传入我国，曾被称为"金鸡纳霜"。20 世纪 40 年代，人们确定了奎宁的立体化学结构。奎宁的出现挽救了非常多的生命，但人类对抗疟疾的过程也并非一帆风顺。随着药物的大量采用，疟原虫的抗药性也显著提高，人们不得不寻求新的抗疟药物，后来便诞生了氯喹和青蒿素（我国科学家屠呦呦教授因发现青蒿素获得 2015 年诺贝尔生理学或医学奖）。

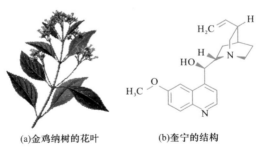

(a)金鸡纳树的花叶　　　　**(b)奎宁的结构**

图 3　金鸡纳树的花叶和奎宁的结构

✥✥✥**从箭毒到阿曲库铵**

在南美洲的热带雨林中，一些原始部落中的猎人会使用吹箭筒猎杀动物。箭上的毒药会让动物肌肉松弛，一旦控制呼吸的肌肉松弛，便会因呼吸不畅而丧命。箭毒可在数秒内杀死小型动物，大型动物则需要几分钟。19世纪初，英格兰著名的探险家、博物学家和动物标本学家查尔斯·沃顿（Charles Waterton，1782—1865）在其探险中，目睹了筒箭毒的效果。他较为详细地描述了印第安人如何用吹筒射出箭来杀死 300 英尺（约 91 米）外的鸟类等小动物，并带回了一整套吹箭筒（箭筒、箭矢、箭头）。这些箭尖上涂有的灰色物质被称为"箭毒"，是南美印第安人用南美番木鳖等防己科（Chondrodendron to-mentosum）植物制成的浸膏，后被证实其中含有右旋氯化筒箭毒碱（d-Tubocurarine Chloride）。右旋氯化筒箭毒碱可作用于乙酰胆碱 N_2 受体，产生肌肉松弛的效果，于 1942 年应用于临床，广泛用作肌松剂及辅助麻醉药。

我国药学工作者从防己科植物中还发现了几种肌松作用良好的药物，如从防己科海南轮环藤（Cyclea heinanensis Aeyr）中分离出的左旋筒箭毒碱（l-Tubocu-rarine）经季铵化制成的氯甲左箭毒碱（l-Tubocurarine Methochloride），肌松作用与右旋氯化筒箭毒碱相似，可代替右旋氯化筒箭毒碱使用。又如从我国防己科植物粉防己（*Stephania tetrandra*）的根中分离得到的汉防己甲素（Tetrandrine），经季铵化制成汉肌松（Tetrandrine Dimethiodide），具有明显的骨骼肌松弛作用，而对呼吸肌无明显影响。此外，从我国中草药锡生藤（*Cissampelos pareira* L. var typica Diels）中分离出锡生藤碱（Hayatine），经季铵化得无旋光性的傣肌松（Hayatine Methiodide），也是较好的肌松药（图4）。

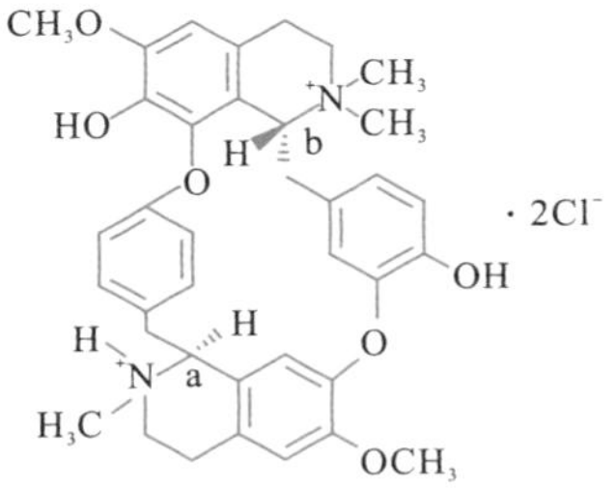

右旋氯化筒箭毒碱

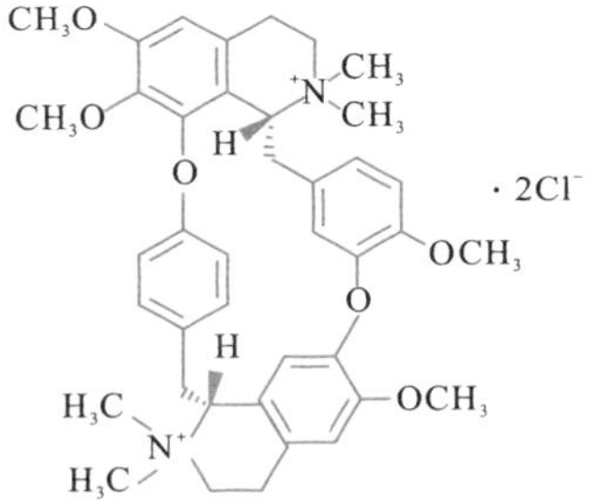

氯甲左箭毒碱

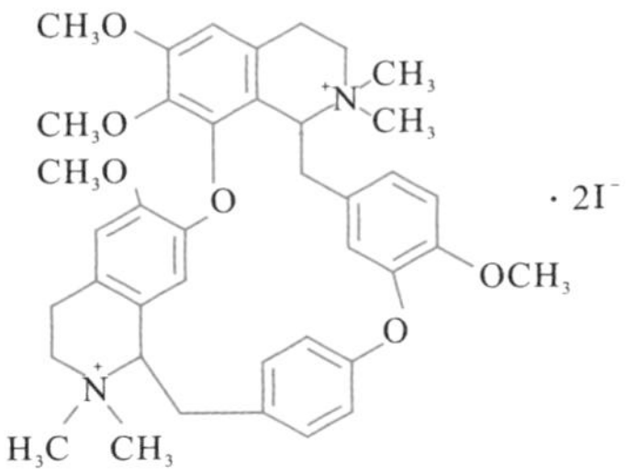

汉肌松

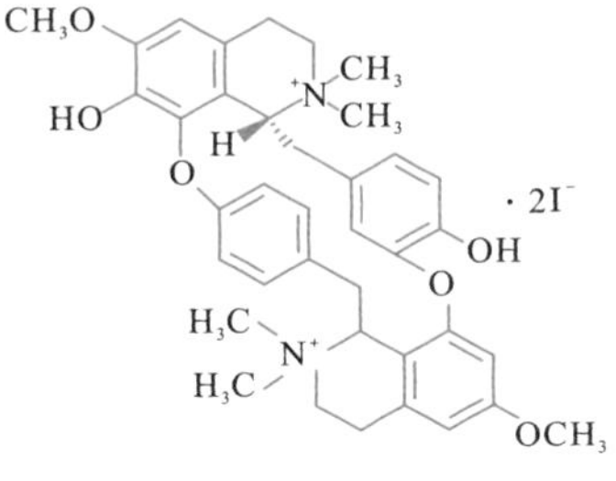

傣肌松

图4　几种肌松药的结构

药学的前世今生

在筒箭毒碱的基础上，丹尼尔·博韦（Daniel Bovet，1907—1992，1957 年诺贝尔生理学或医学奖获得者）合成了近 400 种化合物，并从中筛选出氯琥珀胆碱（Suxamethonium Chloride）。氯琥珀胆碱为去极化肌松药，由于结构中含有酯基，易在体内代谢为无活性和无毒的代谢物，因此作用时间短、可控性好。但由于其作用原理的问题，在产生肌松作用前有短暂肌肉颤动和肌肉疼痛等副作用。另外结构中酯基的代谢时间长短会因人而异，具有较大的个体差异。进一步在筒箭毒碱结构基础上，设计得到了阿曲库铵（图 5），其肌松作用比氯筒箭毒碱强约 1.5 倍，不良反应小。在体液或血浆中会较快水解代谢失活，不影响肝、肾功能，不会产生积蓄中毒，副作用小，可用于肾衰竭病人。

$$CH_2COOCH_2CH_2\overset{+}{N}(CH_3)_3$$
$$CH_2COOCH_2CH_2\overset{+}{N}(CH_3)_3 \cdot 2Cl^-$$

氯琥珀胆碱

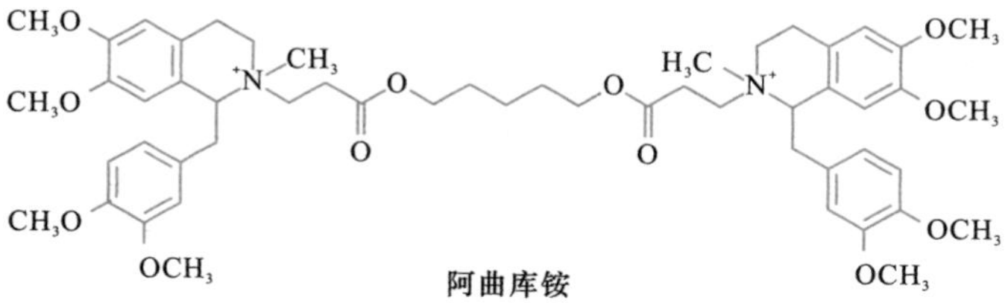

阿曲库铵

图 5　氯琥珀胆碱和阿曲库铵的结构

❖❖ 从古柯树到局麻药

在秘鲁，古印第安人有嚼食古柯叶(图6)的习惯。他们发现咀嚼古柯叶可以提神醒脑、消除疲劳、增加体力，还能减轻胃痉挛、风湿、头痛等不适症状，因此古柯叶被古印第安人奉为"圣药"。西班牙人征服秘鲁以后，古柯叶进入流通领域，被商品化。

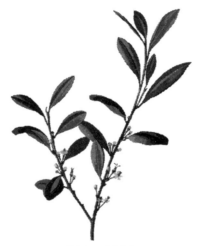

图6 古柯叶

1855 年，德国化学家弗里德里希·盖德克(Friedrich Gaedcke，1828—1890)首次从古柯叶中提取出麻药成分，

药学的前世今生

并将其命名为 Erythroxyline。1859 年，德国化学家阿尔伯特·尼曼（Albert Niemann，1834—1861）又精制出更高纯度的物质，命名为可卡因（Cocaine）。

1884 年，奥地利著名心理学家西格蒙德·弗洛伊德（Sigmund Freud，1856—1939）将可卡因用于他的身体局部部位后发现，它可以使身体的某个部位在短期失去知觉（止痛作用），而对中枢神经没有明显的影响。由于个人原因，弗洛伊德没有继续他的研究，他将可卡因的探索与两位朋友进行讨论和分享，其中一位朋友，即眼科医生卡尔·科勒（Karl Koller，1857—1944）发现可卡因具有组织麻醉的作用，于是首次将其用于眼科手术。1885 年，被称为"现代外科之父"的美国外科医生威廉·斯图尔特·霍尔斯特德（William Stewart Halsted，1852—1922）发展了局部麻醉法，即在局部区域给药即可产生止痛作用。在研究局部麻醉法过程中，他曾在自己身上进行麻药试验，证明了可卡因能阻滞神经冲动，但这导致他终生可卡因成瘾。

随着可卡因被广泛大量使用，人们发现其具有很高的成瘾性，于是在 1914 至 1916 年，美国和欧洲相继通过严厉的法律禁止临床使用可卡因。可卡因被定为一级毒品。

人们通过对可卡因进行结构修饰和改造,得到了许多临床上具有重要意义的局部麻醉剂,比如普鲁卡因、丁卡因,以及由此发展起来的其他局部麻醉药利多卡因等,广泛用于牙科、眼科等多种手术中。

➡➡花和果也是药?

　　药物不仅可以从树皮中提取,在许多植物的花朵和果实部分中也提取得到了多种药物。

✛✛✛从罂粟到吗啡

　　罂粟(*Papaver somniferum*),取自希腊文 poppy(罂粟,图 7)。公元 2 世纪,古罗马名医盖伦(Galen,129—199)记录了用罂粟的浆汁治疗疾病的方法。罂粟未成熟的果实划破后流出的白色浆汁干燥后制成黑色膏状物,即鸦片。鸦片的药用价值,宋朝以来历代医书多有记载,其被看成治痢疾等症的良药。但同时鸦片也具有成瘾性、呼吸抑制等副作用。清朝时期,西方列强正是利用了鸦片的成瘾性,将鸦片大量输入中国以谋取暴利。而清政府意识到鸦片的毒害作用,所以开展了一系列的禁烟运动。

　　1805 年,德国药剂师弗里德里希·瑟蒂纳(Friedrich Sertürner,1783—1841)从罂粟中分离得到其主要成分,因服用后易使人陷入深度睡眠,故用古希腊神话中梦神

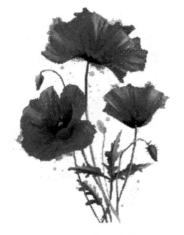

图 7　罂粟花果

的名字 Morpheus 命名了这种药物——Morphine，即吗啡。吗啡是第一个从植物当中分离得到的生物碱。在皮下注射法被发明之后，吗啡作为镇痛药被广泛应用于临床，成为镇痛和手术治疗的重要用药。但吗啡发现以来，对吗啡的作用机理和作用部位一直未有定论，直到 20 世纪 60 年代我国科学家邹冈院士（神经药理学家，1932—1999）和其导师张昌绍教授（药理学家，1906—1967）通过对家兔的脑室注射给药，首次提出吗啡的作用部位在中枢，为吗啡的作用机制研究奠定基础。由此拉开了中枢镇痛药的篇章。尽管 1805 年吗啡被分离提取出来，但其结构鉴定又经过了一百多年。直至 1968 年,吗啡的绝对构型才被解析出来(图 8)。在吗啡的结构基础上,经过修饰和简化,又得到了许多临床上使用的镇痛药,如喷他佐辛、美沙酮等。虽然吗啡具有一定的毒副作用,但其目前仍然是临床上常用的中枢镇痛药,尤其是对提高晚期癌痛病人的生存质量有着非常重要的意义。

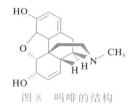

图 8   吗啡的结构

❖❖❖ 从颠茄到阿托品

颠茄(图 9),拉丁名为 *Atropa belladonna*,*Atropa* 取自命运三女神的长姐阿特波罗斯(Atropos),她负责剪断命运之线,代表这种植物具有危险性;*belladonna* 来源于古意大利语 bella donna,意为"漂亮的女人",源于古时意大利的女人以颠茄之水滴入眼内产生美瞳的效果,代表这种植物成分可以具有扩瞳的药效。

从茄科(Solanaceae)植物,如颠茄(*Atropa belladonna*)、莨菪(*Hyoscyamus niger*)和曼陀罗(*Datura stramonium*)等

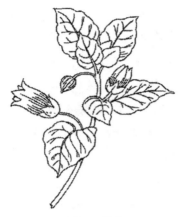

图 9　颠茄

中提取得到的颠茄生物碱,由于可以阻断胆碱 M 受体,故产生解痉、散瞳、扩张支气管等药效。天然的颠茄生物碱,如(-)-莨菪碱(又名天仙子胺),是(S)-莨菪酸与莨菪醇所成的酯,具有旋光性(当平面偏振光通过手性化合物溶液后,偏振面的方向就被旋转了一个角度)。当莨菪碱提取到溶液中,分子易发生消旋化(旋光性消失)而得到阿托品[图 10(a)]。阿托品具有兴奋中枢神经、散瞳、解痉和抑制腺体分泌等广泛的药理作用,副作用较多,临床上主要用于治疗各种内脏绞痛(如胃痛、肠绞痛、肾绞痛)和散瞳,对有机磷酸酯物质(如有机磷农药)的中毒可以迅速解救。另一种天然颠茄类生物碱东莨菪碱

[图10(b)]，其化学结构与阿托品相类似，因可以麻痹神经而被称为"吐真剂"，常出现在各种影视剧中，用于刑讯逼供。但是"吐真剂"真的能"吐真"吗？东莨菪碱由于分子脂溶性较高，可以通过血脑屏障进入中枢神经系统，抑制中枢产生类似麻醉或幻觉的效果，但是服用者潜意识说出的话并不一定是"事实"，所以利用"吐真剂"得到的供词不可以作为证据使用。以阿托品为基础，对其进行修饰或简化得到许多临床上的常用药，比如解痉药山莨菪碱、抗震颤麻痹药苯海索等。

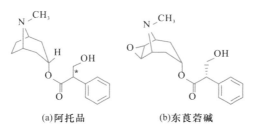

(a)阿托品   (b)东莨菪碱

图10   阿托品和东莨菪碱的结构

❖❖从毒扁豆到新斯的明

1864年，英国军医丹尼尔发现：西非的民间团体在审判犯人和定罪时，就会强迫犯人喝下毒扁豆的水提取液。如果犯人中毒，就宣判他有罪，并假托这是神的审判。于是，这种毒扁豆在当地被称为"裁判豆"。后来，科学家从毒扁豆中提取出毒扁豆碱，它能够收缩瞳孔，故而在1875年用于降低眼压以防止青光眼引起的失明。毒扁豆碱是胆碱酯酶抑制剂，由于抑制乙酰胆碱酯酶从而间接增加了乙酰胆碱的含量，而"裁判豆"这种看似荒诞的审判，其实有一定的科学道理：如果一个人没有犯罪，因"问心无愧"故而会快速将"裁判之水"饮下，大量毒扁豆碱将刺激胃部肌肉收缩而引起呕吐，从而将大部分水吐出，不会中毒；如果一个人有罪，将害怕被审判所以会缓慢饮下"裁判之水"，结果未引起呕吐，药物吸收导致全身胆碱酯酶被抑制，从而中毒死亡。

毒扁豆碱曾作为阿尔茨海默病治疗药进入临床研究，但由于其毒副作用较大而未能成功。1931年，巴斯尔洛克研究室的埃斯克林曼（Aeschlimann）在毒扁豆碱的结构基础上进行简化和修饰，得到疗效较好的药物新斯的明（Neostigmine），其溴化物溴新斯的明（Neostigmine Bromide，图11）在临床上应用广泛，用于腹气胀、重症肌无力和尿潴留等。另一毒扁豆碱的简化衍生物——利斯的明（Rivastigmine），于2000年被FDA（美国药品监督管理局）批准用于治疗阿尔茨海默病。

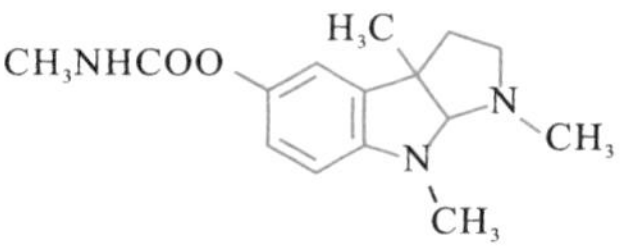

毒扁豆碱 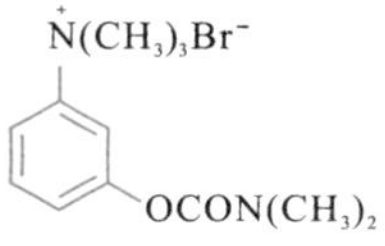   溴新斯的明

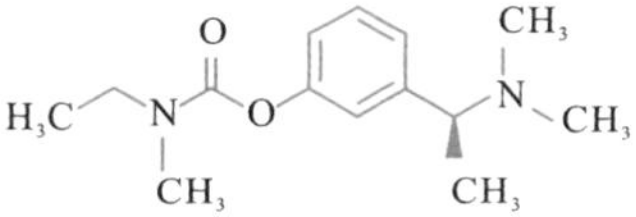

利斯的明

图 11　毒扁豆碱、溴新斯的明和利斯的明的结构

❖❖❖ 从五味子到双环醇

五味子是木兰科植物五味子（*Schisandra chinensis*）或华中五味子（*Schisandra sphenanthera*）（图 12）的干燥成熟果实。前者习称"北五味子"，后者习称"南五味子"。"五味皮肉甘酸，核中辛苦，都有咸味"，故有五味子之名，具有敛肺、滋肾、生津、收汗、涩精等功效。最早列于《神农本草经》上品中药，能滋补强壮之力，药用价值极高，有强身健体之效，与琼珍灵芝合用治疗失眠。

20 世纪 60—70 年代，我国在临床实践中应用五味子粉剂或蜜丸进行肝病的防治，发现在降低血清转氨酶（肝脏内转氨酶含量约为血中含量的 100 倍，正常时只有少

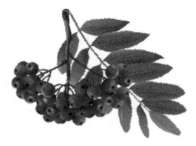

图 12　五味子

量释放入血中，在各种病毒性肝炎的急性期、药物中毒性肝细胞坏死时，大量释放进入血液，只要有 1％的肝细胞坏死，便可使血中酶活性增高 1 倍，因此转氨酶是急性肝细胞损害的敏感标志，也是诊断病毒性肝炎、中毒性肝炎的重要指标）的疗效上尤为显著，总有效率 84.0％～97.9％，平均 90％以上。五味子降低转氨酶的特点为降酶速度快、幅度大、疗效高、无明显副作用，适用于多种类型的肝炎。

国内外学者从五味子中分离出 40 多种化学成分，其中有 7 种能使谷丙转氨酶降低的有效成分，分别为五味子甲素、乙素和丙素，五味子醇甲及醇乙，五味子酯甲和酯乙。其中，五味子酯甲和酯乙均为木脂素结构。五味子丙素降低转氨酶的速度最快。但由于五味子丙素的合成路线较长、难点多，短期内很难满足药理研究所需的用量。对合成五味子丙素的中间体进行了降谷丙转氨酶作用的筛选，我国刘耕陶院士等人发现中间体之一的联苯双酯对多种化学性肝损伤动物模型有保护作用。尽管联苯双酯的活性不及五味子丙素，但毒性很小，基本骨架和五味子丙素相同，化学结构比较新颖，可实现规模化合成，适合作为药物开发。联苯双酯在 20 世纪 80 年代成为我国首创的高效、速效和低毒的降酶保肝药被批准生产。1995 年正式获得新药证书。1980 年获卫生部科技成果甲级奖。1983 年获国家发明三等奖。1986 年获第35 届世界发明博览会"尤里卡"金质奖。

在总结研究五味子和联苯双酯的经验基础上，20 世纪 80 年代末，中国医学科学院药物研究所药物化学和药理学家紧密合作，对联苯类化合物进行了构效关系研究，合成了一系列结构新颖的衍生物。再经不同类型的化学和药物性肝损伤模型的活性筛选，发现了活性优于联苯双酯的新化合物双环醇（Bicyclol）（图 13），2001 年其被批准为国家一类新药上市，是我国第一个具有自主知识产权的国家一类抗肝炎新药，2006 年获得国家科技进步二等奖。

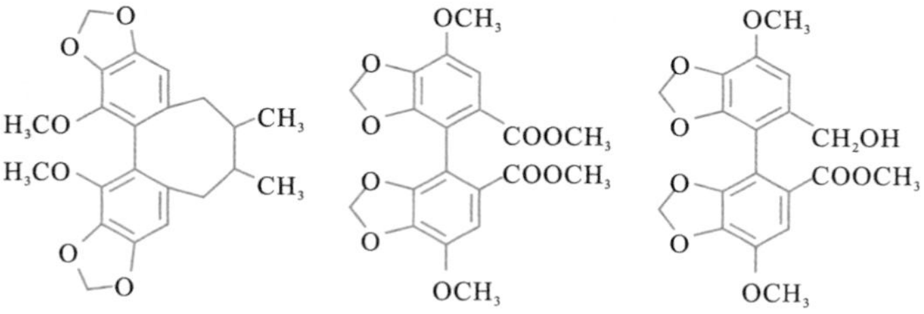

(a)五味子丙素　　**(b)联苯双酯**　　**(c)双环醇**

图 13　五味子丙素、联苯双酯、双环醇的结构

➡️➡️**毒药也是药**？

　　大家对"毒药"并不陌生，其常常出现在各类影视剧——尤其是古装影视作品中，比如金庸笔下欧阳锋的蛇杖中的蛇毒，再比如"江湖"中出场率最高的"鹤顶红"，其实它们都是临床药物的重要来源。

✣✣**从蛇毒到卡托普利**

　　1933 年，巴西医生、生物医学科学家和药理学家毛里西奥·罗查·席尔瓦（Maurício Rocha e Silva，1910—1983）发现被巴西蝮蛇咬伤的患者会出现低血压症状，由此猜想蛇毒中可能含有"降压物质"，于是他开始投身于蛇毒的毒理学研究。1948 年，席尔瓦与威尔逊·特谢拉·贝拉尔多（Wilson Teixeira Beraldo，1917—1998）和加斯托·罗森菲尔德（Gastāo Rosenfeld，1912—1990）共同从巴西蝮蛇的蛇毒中提取出"降压物质"，并将其命名为"缓激肽"。缓激肽在人体内的半衰期极短，仅几分钟便会完全分解，只有在蛇毒中才能稳定存在，因此，他们猜测蛇毒中可能存在一种稳定缓激肽的物质。1965年，席尔瓦的合作者塞尔吉奥·恩里克·费雷拉（Sérgio Henrique Ferreira，1934—2016）发现巴西蝮蛇的蛇毒中存在一个多肽家族，能够增强缓激肽的作用，并将其命名为缓激肽增强因子（BPF）。

而后，费雷拉来到了时任伦敦大学皇家外科学院药理学教授约翰·韦恩（John Van，1927—2004，因发现前列腺素及相关活性物质而获得1982年诺贝尔生理学或医学奖）的实验室做博士后研究。在韦恩教授的实验室中，费雷拉和其同事发现BPF具有两个功能：一是增强缓激肽的作用；二是抑制血管紧张素转化酶（ACE）从而抑制血管紧张素Ⅰ转化为血管紧张素Ⅱ。但由于当时人们还未阐明肾素-血管紧张素（RAS）系统，所以费雷拉并未听从韦恩的建议继续研究下去。但这一发现使韦恩敏锐地意识到，ACE作为RAS系统的关键成分，可望成为治疗高血压的靶点。作为E. R. Squibband Sons制药公司（百时美施贵宝公司前身之一）的顾问，韦恩向施贵宝公司建议对蛇毒提取物进行深入的研究，以此为突破口开发 ACE 抑制剂。

经过对蛇毒的系统研究，施贵宝公司从中提取到一种九肽化合物——替普罗肽，其具有较好的降压作用，但因无法口服而限制了临床应用。后续大量的构效关系研究表明，有效的 ACE 抑制剂最短需要包括苯丙氨酸-丙氨酸-脯氨酸在内的三肽结构，并以羧肽酶 A 抑制剂苄基琥珀酸为参考对 ACE 抑制剂进行了结构修饰，提出了"基于结构的药物设计"理念。由此，首个 ACE 抑制剂——卡托普利诞生了，成为施贵宝公司第一个年销售额超过 10 亿美元的重磅药物。在此基础上，研究开发出一系列的普利类血管紧张素转化酶（ACE）抑制剂的抗高血压药物。此后，基于结构的药物设计理念成为新药研发的基本策略，也为如今的计算机辅助药物设计奠定了基础。

❖❖❖ 从鹤顶红到三氧化二砷

武侠小说、古装影视剧中最常见的"江湖毒药"非"鹤顶红"莫属，可谓使人闻风丧胆的存在。鹤顶红，因其粉末呈现红色，似丹顶，故被命名为"鹤顶红"，这一名字给它增添了些许神秘色彩。但其实，丹顶鹤的"丹顶"是无毒的,鹤顶红一般是指红砒,又名红信石,是主要成分为三氧化二砷的天然矿物,因其纯度不够,含有红色杂质,故呈现红色而被人称为鹤顶红。红砒加工提纯后就是我们熟知的另一种毒药——砒霜(白砒),所以鹤顶红实际上就是砒霜。另外,在影视剧中常见的检测砒霜的方法——"银针试毒",是由于古代冶炼技术不佳,导致砒霜内含有较多的含硫杂质,其可与银反应生成黑色的硫化银(Ag_2S)而呈现出令银针表面发黑的现象,故"银针试毒"其实并非能够检测出三氧化二砷。

砷剂的使用可以追溯到很早:我国医药古籍《备急千金要方》《本草纲目》等均有砒霜用药的记载;19 世纪 60 年代,德国医生也曾使用福勒药液(Fowler Solution,含 1% 亚砷酸钾的溶液,最初用于治疗皮肤病、疟疾等)治疗白血病,但因副作用较大、疗效不稳定,而逐渐被其他疗法取代。

20 世纪 70 年代,我国哈尔滨医科大学附属第一医院的韩太云药师发现了民间"以毒攻毒"的含砒霜偏方对某些癌症有效,于是制成了"713 注射液"和"癌灵一号"复方,用于癌症治疗。后经过以张亭栋为代表的多位哈医大医生在临床上逾十年的反复尝试和探索,最终明确了三氧化二砷治疗急性早幼粒细胞白血病(acute promye-

药学的前世今生

locytic leukemia, APL)效果最佳。哈尔滨医科大学众多研究者的成果在业内获得同行和国际认可, 2001 年, 美国 FDA 仅根据 36 例的美国临床试验, 就快速批准了三氧化二砷为治疗 APL 白血病的新药。砒霜成为第一个源自中医药被 FDA 批准的新药。

20 世纪 80 年代, 上海交通大学附属医院的王振义教授团队发现全反式维甲酸可以在体外实验中使 APL 的早幼粒细胞分化, 可作为有效的 APL 治疗药物。1993 年, 王振义团队与张亭栋团队开展合作研究。他们发现, 联合使用三氧化二砷和全反式维甲酸的疗法能使患者完全缓解率大幅提高, 五年生存率从 10% 提高到 97%, 并且大大减少复发率和耐药性, 使这种曾经最为凶险的白血病成为第一个可被治愈的白血病。

➡️ ➡️ 微生物里有药？

地球上最古老的生命体之一——细菌, 可谓无处不在, 与我们"相爱相杀"。我们人体内有许多有益的细菌(比如肠道菌群), 但同时自然界也存在很多使我们致病的有害细菌。与细菌类似的, 微生物真菌也是一把"双刃剑", 我们许多食物来源于真菌, 如木耳、草菇等, 但真菌也会引起动植物的多种疾病。但是, 你们有没有想过, 微生物里有"药物"吗？非常常见的两大类药物——抗生素和降血脂药就是源于微生物。

❖❖ 从青霉菌到青霉素

人有时会发现自己不想要的东西。当我在1928年9月28日黎明后醒来时,我当然不打算通过发现世界上第一个抗生素或细菌杀手来彻底改变所有医学。但我想这正是我所做的。

——亚历山大·弗莱明

20世纪40年代以前,细菌感染性疾病的治疗手段寥寥无几,鲁迅笔下的《药》也曾描述当时肺结核病人无药可医的状况。毫不夸张地说,当时的细菌感染性疾病,尤其是金黄色葡萄球菌等细菌感染性疾病如败血症,几乎是不治之症,病人只能等待死亡。

转机出现在1928年的英国,当时伦敦圣玛丽医学院(现帝国理工学院医学院)的亚历山大·弗莱明(Alexander Fleming,1881—1955)正在研究金黄色葡萄球菌。当他8月去度假时,将几十个长有金黄色葡萄球菌的培养皿遗忘在实验台上。9月3日度假回来时,他发现其中一个培养皿中金黄色葡萄球菌被真菌污染,奇怪的是在真菌周围的葡萄球菌菌落消失了,而远离真菌的葡萄球菌则保持正常，在真菌菌落周围形成了一个无菌环(图 14)。

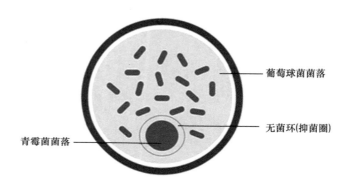

葡萄球菌菌落

无菌环(抑菌圈)

青霉菌菌落

图 14　表面皿中青霉菌周围的无菌环

这个"有趣的发现"促使弗莱明从青霉菌中分离出了可以抑制金黄色葡萄球菌生长的物质，并将其命名为青霉素(Penicillin，又称盘尼西林)。1929 年，弗莱明发表了其研究成果，但是当时并没有引起人们的关注，由于当时手段有限，弗莱明始终无法将青霉素从青霉菌中提纯和大量制备出来。直到 1940 年前后，英国牛津大学病理学家霍华德·沃尔特·弗洛里(Howard Walter Florey，1898—1968)与生物化学家恩斯特·伯利斯·钱恩(Ernst Boris Chain，1906—1979)通过冷冻干燥法实现对青霉素的分离与纯化，并于 1941 年首次将青霉素用于患者的治疗。为了能让青霉素用于更多患者的治疗，必须实现青霉素的工业化量产，弗洛里赴美国寻求合作。当时正值第二次世界大战时期，大量伤员因受伤后出现的细菌感染急需青霉素救治，故美国多家药厂和实验室加入青霉素量产研究，促使青霉素的生产工艺得到了飞速发展。1943年青霉素的产量已够军队使用，1945年青霉素的生产成本被大大降低。其在第二次世界大战期间，挽救了成千上万的伤员，第二次世界大战结束后即转为民用。青霉素的发现，第一次使得人类能够"杀灭"细菌，治疗相关疾病。因此，弗莱明、弗洛里和钱恩被授予了1945年的诺贝尔生理学或医学奖。1944—1945年，我国著名农业微生物学家樊庆笙历经千难万险和层层阻隔，将3支极其珍贵的青霉素菌种辗转带回国内，并开始进行青霉素生产、提取和临床试验工作，为中国生产青霉素药品做了非常重要的前期工作，被誉为"中国青霉素之父"。

青霉素的发现启迪人们可以通过微生物来寻找和发现新药，推动了抗生素的发现研究，相继发现了四环素和土霉素等四环素类抗生素、红霉素和螺旋霉素等大环内酯类抗生素、链霉素和卡拉霉素等氨基糖苷类抗生素等；同时针对抗生素类药物的各种缺点开展了半合成抗生素的研究，抗生素和半合成抗生素已成为临床应用的主要抗感染药物。

❖❖ 从桔青霉到他汀药物

如果说弗莱明发现青霉素是一场"美丽的意外"，那么日本学者远藤章发现美伐他汀则是"蓄谋已久"的相遇。

1957年，远藤章（Akira Endō，1933—）大学毕业后加入日本三共制药（今天的第一三共株式会社，Daiichi Sankyo Company Limited）做研究员，主要研究用于果汁和葡萄酒加工生产中的果胶酶，给公司带来了较好的商业收益，也为其赢得了一次赴美留学的机会。1968年，远藤章从美国回到日本三共制药，并带回他感兴趣的课题——开发降胆固醇药物。人体血液中胆固醇水平高会诱发一系列心血管疾病，如动脉粥样硬化、冠心病以及中风等，而人体的胆固醇来源主要有两条途径：一是从食物中获取，二是自身生物合成。在胆固醇合成过程中有一个非常关键的酶——羟甲戊二酰辅酶A（HMG-CoA）还原酶，它是胆固醇合成的限速酶。远藤章推测，如果找到HMG-CoA还原酶抑制剂，应该可以抑制体内胆固醇的合成，而成为降低胆固醇的有效药物。同时，远藤章提出了一个大胆的想法：从真菌中寻找HMG-CoA还原酶抑制剂。远藤章曾在大学期间熟读弗莱明的传记，他清楚细菌也需要胆固醇用以维持细胞壁的结构,所以他猜测真菌能够分泌出某种化学物质,从而通过抑制胆固醇合成来抵御寄生生物。1971年,远藤章开始从众多的真菌培养液中筛选化合物,历经数千次失败后,终于在1973年,从桔青霉(*Penicillium citrinum*)中分离得到了美伐他汀(Mevastatin,ML-236B)。美伐他汀在细胞实验中可以抑制HMG-CoA还原酶,但是1974年在大鼠实验中并未表现出任何效果。远藤章并没有就此放弃,1976年在母鸡身上进行实验,取得了巨大成功,将母鸡血浆胆固醇降低了34%,并陆续在狗和猴子体内证实了此作用。然而就在美伐他汀推向临床试验不久,之前进行的犬长期毒性试验报告显示,其可以导致肠道淋巴瘤,遂终止了临床试验。尽管美伐他汀没有上市,但是为后来的他汀类药物发现提供了坚实的研究基础。

1978年远藤章离开三共制药,加入了东京农工大学(Tokyo University of Agriculture and Technology)继续微生物研究。1979年2月,他从红曲霉菌(*Monascus purpureus* Went)中得到了不同于美伐他汀的物质Monacolin K,随即申请了专利并转让给了三共制药。与此同时,1978年11月,美国默克公司(Merck & Co Inc)从土曲霉菌(*Aspergillus terreus*)中发现了可以抑制HMG-CoA还原酶的物质 Mevinolin，后命名为洛伐他汀（Lovastatin），并于 1979 年 6 月申请了专利。洛伐他汀的结构与美伐他汀非常相似（仅有一个甲基不同），在默克公司研究此药的过程中，传来了美伐他汀具有毒性的消息，这使得洛伐他汀的研究一度停止，幸运的是在后续的实验中洛伐他汀未表现出明显的毒性，于是在 1987 年被 FDA 批准，以商品名 Mevacor（美降脂）推向市场，成为第一个上市的HMG-CoA 还原酶抑制剂。这是首创性（First-in-class）的降胆固醇药物，从而正式开启了他汀类药物的降血脂时代。有趣的是，后经证实，Monacolin K 与 Mevinolin是同一种物质，均为洛伐他汀。这就导致日本三共制药和美国默克公司对于洛伐他汀的专利是有争议的，但他们并没有由此进行专利战争，而是专心研究寻找其他的他汀类药物。1988 年，美国默克公司推出辛伐他汀（Sim-vastatin）；1989 年日本三共制药推出普伐他汀（Pravasta-tin）。后续各公司纷纷加入他汀类药物的研发行列中，而最成功的药物非辉瑞公司（Pfizer Inc.）的阿托伐他汀（Atorvastatin，商品名 Lipitor"立普妥"）莫属。阿托伐他汀于 1997 年上市，在 2004 年成为医药史上第一个"超级重磅炸弹"（年销售额超过 100 亿美元），并在此后的若干年内稳居"药王"宝座。

➡️➡️炸药也是药?

提到炸药,大家可能会联想到我国四大发明之一——火药。火药是一种黑色或棕色的炸药,由硝酸钾、木炭和硫黄机械混合而成。火药是中国古代炼丹家于隋唐时期发明的,距今已有一千多年了。在 19 世纪,欧洲发明了新型炸药——硝酸甘油。你知道吗? 硝酸甘油是临床上非常重要的心血管疾病药,让我们一起来看看。

❖❖从炸药到硝酸甘油

1847 年,师从化学家泰奥菲尔-儒勒·佩卢兹(Théophile-Jules Pelouze,1807—1867)的阿斯卡尼奥·索布雷罗(Ascanio Sobrero,1812—1888,意大利化学家),为了得到不同的硝化纤维(火枪的发射药),他尝试配制不同比例的甘油、硝酸和硫酸。经过多次实验,他得到了一种黄色油状的黏稠透明液体,并将其称为 pyroglycerine,后改名为硝酸甘油(nitroglycerine)。索布雷罗发现这种液体非常不稳定,并且在反应中产生了大量的热量,极易爆炸,在实验的过程中他还因此炸伤了脸部皮肤。他意识到这种液体的危险性,并在论文中做出"不可使用"的警告。1850 年,阿尔弗雷德·贝恩哈德·诺贝尔(Alfred Bernhard Nobel,1833—1896,瑞典化学家、慈善

药学的前世今生

家)来到佩卢兹教授的实验室，遇到了索布雷罗，并对硝酸甘油产生了极大兴趣，他开始寻找能够稳定硝酸甘油的方法并将其变为商业上可用的炸药。1860年后，诺贝尔回到瑞典继续研究炸药，他将硝酸甘油加入硅藻土等惰性吸附性物质中，使其变得更安全，遂于1867年将这种"混合物"（炸药）申请了专利，并发明了雷管（将雷酸汞置于管内）用于引爆炸药。后来，这种"混合物"被广泛用于采矿等活动，但也成为军用炸药的来源。诺贝尔一生中获得了300多项专利，为其带来了巨大的经济利益。1888年，诺贝尔的兄弟去世，几家报纸错误地将讣告刊登成了诺贝尔，而讣告的题目是"死亡商人已死"。这让诺贝尔感到难过，他不希望自己是以这样一个形象被后人所记，于是他在最后一份遗嘱中将其总资产的94%捐出并设立基金，用于奖励那些在物理、化学、生理学或医学、文学以及和平领域"造福人类"的人，由此诞生了著名的诺贝尔奖。

看到这里可能大家会有疑问，这还是"炸药"，不是"药"啊？我们的药用硝酸甘油恰恰就是这个制备炸药的硝酸甘油分子。19世纪中期，英国医生劳德·布伦顿（Lauder Brunton，1844—1916）在品尝（敬告：这一行为具有年代特色，请勿模仿）了亚硝酸异戊酯后感觉到脉搏似乎弱了一些，他猜测亚硝酸异戊酯可以降压，遂开始尝试用其治疗心绞痛（当时医学界认为心绞痛是血压高引起的），并在 1867 年将结果发表在著名杂志 Lancet 上。亚硝酸异戊酯疗效持续时间较短，使用也不是很方便，而后另一位医生威廉·穆雷尔（William Murrell）开始尝试用硝酸甘油缓解心绞痛，发现在低剂量下硝酸甘油的效果很好，并且疗效稳定。1879 年穆雷尔在杂志 Lancet 上发表文章，记录了硝酸甘油治疗心绞痛患者的情况。由此开启了硝酸甘油在心血管系统上的应用。但比较讽刺的是，诺贝尔晚年受心绞痛的困扰，但却拒绝用硝酸甘油来治疗，1897 年因心血管疾病去世。

为什么硝酸甘油可以治疗心绞痛呢？这一机理直到 20 世纪才被阐明。美国生物化学家罗伯特·弗朗西斯·福奇戈特（Robert Francis Furchgott，1916—2009）通过实验证明血管内皮细胞存在血管舒张因子（EDRF）；美国医生费里德·穆拉德（Ferid Murad，1936—）发现硝酸甘油等药物通过在体内释放一氧化氮（NO），提高细胞内环鸟苷酸（cGMP）；美国药理学家路易斯·J. 伊格纳罗（Louis J. Ignarro，1941—）证实 NO 作为 EDRF 引起平滑肌松弛。三位科学家各自均通过若干年的努力发现 NO 作为气体信号分子起作用，因此三人分享了 1998 年

药学的前世今生

的诺贝尔生理学或医学奖。

➡➡染料也是药？

我们前面讲到青霉素的时候提到过，20世纪40年代以前，细菌感染是非常严重的疾病，许多皮肤感染无药可救，必须通过截肢来避免感染蔓延。但是青霉素并非最早发现的抗菌药，第一种抗菌药和最早的抗梅毒有机药物的发现均与染料有关。

1856年，英国化学家、企业家威廉·亨利·珀金（William Henry Perkin，1838—1907）在进行奎宁的合成研究时，意外地发现苯胺可以合成一种紫红色物质，并且可以作为染料将丝绸染色（当时染色剂均为天然物质，价格昂贵且费时费力），由此引发了一场染料工业的革命，18岁的他申请了专利，并因此获得了巨大财富，染料业从而迅猛发展。19世纪70年代，德国光学工业也发展迅速，制造出很多精密的光学显微镜。于是科学家开始尝试用染料对细菌进行染色，逐渐开启了合成染料抑菌作用的研究。

❖❖染料中开启的化学疗法

1877年，德国科学家保罗·埃利希（Paul Ehrlich，1854—1915）完成了他的第一篇学术论文——关于苯胺染料及其在显微镜技术中的应用，自此埃利希沉迷于对细胞进行染色，并成功发现且命名了肥大细胞。同时，埃利希提出了著名的"侧链理论（Ehrlich's side-chain theory）"，认为在细胞原生质中含有一些"化学侧链"的特殊结构（我们今天称之为大分子/受体），体外的毒素可以通过和这些"化学侧链"结合而影响其正常的生物功能。如果该原生质在毒素的影响下存活下来，则被阻断的"侧链"就被新的"侧链"取代，这种再生过程是可以通过训练获得的，这种现象称为免疫。这些新的"侧链"即作为抗体被释放到血液中。埃利希因在免疫学中做出重要贡献而获得 1908 年诺贝尔生理学或医学奖。

19 世纪末，埃利希开始尝试用染料对入侵人体的病原体进行着色，随即提出某些染料可以染色特定的病原体，那么应该也可以找到能够杀灭特定病原体的染料，并提出了著名的"魔弹（Magic Bullet）"概念，即如果一种化合物能够选择性地针对致病生物体，那么该生物体的毒素就可以与这个选择性的化合物连在一起给药。因此，就可以创造出一种"魔弹"（他对理想治疗剂的称呼），只杀死目标生物体——这是化学靶向药物的雏形。于是，埃利希开始在染料中寻找有效但副作用小的抗病原体药物。为了检测不同的染料，他用豚鼠锥形虫模型进行检

药学的前世今生

测，经过反复试验，发现一种红色染料可以对锥形虫有效，但效果不强。埃利希通过仔细观察发现此染料溶解度很差，于是让助手尝试用硫酸进行处理而得到了曲利本红（dye trypan red），虽然曲利本红具有很好的抗锥形虫效果，但毒性较大。埃利希认为，主要起作用的基团是偶氮（—N＝N—），于是联想到 N 的同族元素 As（砷），于是将偶砷（—As＝As—）引入染料中进行尝试。经过多轮研究都没有特别好的结果，此时，一个药物进入了埃利希的眼帘——atoxyl（氨基苯砷酸钠），文献报道此药物具有很好的杀灭锥形虫的能力，但毒性也很大。于是埃利希和团队开始对 atoxyl 进行深入研究，不仅解析了 atoxyl 的准确结构，同时对其进行了大量的衍生物研究，并且联想到梅毒螺旋体与锥形虫类似，推测可以进行梅毒的治疗。

1909 年，埃利希终于发现了第 606 个化合物——砷凡纳明（Arsphenamine，也称为 Salvarsan 或化合物 606）可以有效对抗螺旋体细菌，包括梅毒。更令人欣慰的是，在人体试验中，这种化合物毒副作用很小，七名梅毒患者用药后，梅毒螺旋体消失了。砷凡纳明是第一个治疗梅毒有效的有机化合物。1912 年，埃利希进一步改进了该化合物得到了新砷凡纳明（化合物 914），其疗效好且水溶性更佳。砷凡纳明挽救了众多的梅毒患者，直到后来青霉素出现，砷凡纳明才逐渐退出市场。

从此，开启了化学疗法的时代。

❖❖❖ 从百浪多息到磺胺类药物

德国病理学家和细菌学家格哈德·约翰内斯·保罗·多马克（Gerhard Johannes Paul Domagk，1895—1964）曾作为士兵参与第一次世界大战，他目睹了很多伤者因细菌感染而死亡，于是在战争结束后开始研究并寻找能够治疗细菌感染的药物。1932年，在一次实验中，他发现百浪多息（Prontosil，一种红色的偶氮染料，由多马克在1908年合成）可以治疗链球菌感染的小鼠和兔子，这是一个非常伟大的发现，因为当时尚未出现可以治疗细菌感染的药物。就在多马克为这一发现兴奋不已的时候，他的小女儿爱丽莎因玩耍时刺破手指，导致感染败血症，医生也束手无策。就在爱丽莎生命危在旦夕之时，走投无路的多马克毅然决然地将百浪多息注射到他女儿体内，奇迹发生了！爱丽莎被救了过来。这是世界上第一例百浪多息治疗败血症的病例，此后，多马克发表了此项发现，轰动了全世界。百浪多息的发现促使科学家合成了众多含有"偶氮键"的化合物，但奇怪的是，大多数化合物都没有活性，只有特定的结构才有活性。同时，人们从使

药学的前世今生

用百浪多息的病人尿液中分离得到了乙酰化的磺胺,才终于明白,百浪多息的抑菌作用是由于在体内酶的作用下,偶氮键断裂生成了合成它的原料——磺胺。由于磺胺类药物只能抑制细菌繁殖而并不能"杀死"细菌,所以逐渐被后来发现的抗生素替代,目前临床上使用的磺胺药物已经很少了。尽管如此,磺胺类药物是药物发现史上的一座里程碑,因为它开启了化学治疗的新纪元,同时也开辟了一条从代谢产物发现药物的新途径。

因百浪多息抗菌作用的发现,多马克被授予1939年诺贝尔生理学或医学奖,但是非常遗憾,他没能按时领奖。这是为什么呢?1939年,正值第二次世界大战时期,德国被希特勒为首的纳粹政权控制,而纳粹政权对诺贝尔奖委员会非常恼火,因为1935年的诺贝尔和平奖授予了反法西斯的和平主义德国记者卡尔·冯·奥西茨基(Carl von Ossietzky,1889—1938),自此德国政府明令禁止德国公民接受诺贝尔奖。为了阻止多马克领奖,盖世太保将其逮捕并关押了一周。第二次世界大战结束后,随着希特勒灭亡,多马克于1947年重新回到斯德哥尔摩领取了奖章和证书(奖金只保留一年,但奖章和证书会为得奖者终身保留)。尽管遭受了巨大的挫折,但多马克并没有放弃科研事业,第二次世界大战后他开始研究结核病。

➡➡ "药神"的药是从哪里来的?

2018 年,一部电影《我不是药神》将"神药"——伊马替尼(商品名为"格列卫",电影中名为"格列宁")推向风口浪尖,电影中这一"神药"是如何被发现的呢?

✥✥ 伊马替尼的发现

在介绍伊马替尼的发现之前,我们先来聊一聊抗肿瘤药物。第一个抗肿瘤的化学药是氮芥,它的诞生要追溯到第二次世界大战时期。"芥子气"是著名的化学武器,在第一次世界大战期间被研制出来,成为第二次世界大战时期多个国家的战略性武器储备。1943 年,在意大利的巴里港口停靠了一艘名为"约翰·哈维号"的商船,这艘船上秘密装载了数百吨的芥子气。德军侦察机深夜进行空袭时,意外打中了港口的商船,导致芥子气泄漏,死伤众多。美国陆军医生赶去支援时,发现伤者的白细胞急剧减少,由此联想到可用于白血病的治疗。为了降低芥子气的毒性,将结构中的硫原子以甲基取代的氮原子替换,得到了第一个抗肿瘤的化学药——氮芥(Chlormethine)。由此得到了氮芥类(β-氯乙胺类化合物)烷化剂用于肿瘤治疗,是抗肿瘤药物中使用最早、也是非常重要的一类药物。这类药物具有较活泼的化学基

药学的前世今生

团，进入体内可与肿瘤中生物分子（主要是 DNA、也可以是 RNA 或某些重要的酶类）中含有富电子的基团（如氨基、巯基、羟基、羧基、磷酸基等）发生共价结合，使其丧失活性或使 DNA 分子发生断裂，从而阻止肿瘤的生长。当然氮芥类抗肿瘤药物在与肿瘤中生物分子作用的同时也会与人体正常的生物分子发生作用，特别是增生较快的正常细胞，如骨髓细胞、肠上皮细胞、毛发细胞和生殖细胞等也同样产生抑制作用，因而会产生许多严重的副反应，如恶心、呕吐、骨髓抑制、脱发等，因此氮芥类抗肿瘤药物也称为细胞毒类药物。随着分子生物学、基因组学、细胞生物学、分子药理学和分子肿瘤学的发展，有关肿瘤发生和发展的生物学机制逐渐被人们所认识，药物的研究开始走向靶向药物合理设计的研究途径，减少细胞毒类药物的毒副作用。

慢性髓性白血病（CML）是一种以过量的髓细胞增生为特征的血液干细胞紊乱疾病。CML 患者的染色体会发生异常：第 9 号染色体的末端基因（Abl 基因）和第 22 号染色体的首端基因（Bcr 基因）发生易位（translocation），即互相交换了位置，这样产生的染色体被称为"费城染色体"（发现此染色体的两位科学家来自美国费城，故以此为名）。当体内出现费城染色体后，该突变的基因就会表达 Bcr-Abl 融合蛋白。该融合蛋白具有异常激活的蛋白酪氨酸激酶活性，从而激活多条信号传导途径，使细胞在不依赖细胞因子的情况下发生恶性转化、过度增殖和分化，并使细胞的凋亡受到抑制。其结果就是干扰了骨髓中控制白细胞正常制造的功能，造成白细胞恶性增生。

Bcr-Abl 阳性的白血病的病理特征是 Bcr-Abl 过度激活所引起的，Bcr-Abl 蛋白激酶被认为是治疗 CML 的药物作用靶点，由此开始了新药研发的漫漫长路。20 世纪 80 年代末，Ciba-Geigy 公司（现属于诺华集团）的科研人员发现了 2-苯氨基嘧啶具有较好的激酶活性，并以此为苗头化合物开展了后续的研究，通过不断的修饰和优化，最终得到了甲磺酸伊马替尼。1998 年 6 月，伊马替尼进入临床试验阶段，凭借着卓越的 CML 治疗疗效，伊马替尼奇迹般地仅以 Ⅱ 期临床数据结果就通过了 FDA 的加速批准，于 2001 年上市用于费城染色体阳性的慢性髓性白血病的治疗，这也是真正意义上的第一个肿瘤靶向药物。2001 年 5 月，伊马替尼被誉为治愈癌症的"魔术弹"登上《时代》杂志的封面。从费城染色体的发现，到伊马替尼的上市，历经 40 余年。伊马替尼之后，作用于激酶的"替尼"类药物如雨后春笋般纷纷推向市场。

伊马替尼通过抑制慢性髓性白血病（CML）特有的

Bcr-Abl 蛋白激酶达到治疗 CML 的目的,这一机制不同于以往的细胞毒类抗肿瘤药物,对人体的毒副作用也比较小。这种针对肿瘤特有的蛋白激酶进行的药物研究也称为靶向药物研究,给肿瘤的治疗带来了全新的思路。但是,伊马替尼使用若干年后,部分病人开始出现耐药性。人类与肿瘤的战争仍在继续,科学家依然在不断发现新药的路上。

▶▶近现代药物的研发流程

新药的研发具有研发周期长(一般需要历经 10～15 年)、风险高(成功率约为万分之一)、耗费大(研发费用超过 10 亿美元)等特点。以小分子化学药为例,研发过程通常经历两个阶段:研究阶段和开发阶段(图 15)。

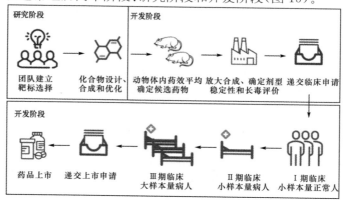

图 15　药物的研发过程

研究阶段的主要目的是发现新化学实体（New Chemical Entities，NCE，指在以前的文献中没有报道过的新化合物）；开发阶段的主要目的是经过各种评价促使NCE成为上市药物。

→→研究阶段

新药的研究首先要针对所要治疗的疾病，重点是要解决临床上尚未满足的需求。在确定所针对的疾病后，通过对疾病发生和发展过程，尤其是生物过程的认识，通过多学科，特别是生物学科的合作，寻找和确定导致疾病产生的关键生物分子，如前面提到的蛋白激酶，以关键生物分子作为药物的作用对象，也称为药物的作用靶标（多为酶或蛋白），进行药物分子的设计研究。

药物靶标的选择和确定是新药研究的起始工作，靶标关系到治疗的疾病类型、临床要求、筛选方法和模型的建立等。可以利用生物物理和生物化学的多种技术，也可以利用计算机技术等研究靶标的结构以及与配体的作用，如计算机辅助药物设计（Computer-Aid Drug Design，CADD）手段，开展新化合物的设计。

在选定靶标分子后，通过对靶标分子和结构的研究和认识，开始寻找对靶标分子有较高亲和力（对靶标分子结合的紧密程度），能产生较高活性（与靶标分子结合产生生化或生理响应的能力）和选择性（与靶标分子结合的专一性）的化合物。在得到具有较高亲和力、较高活性和一定选择性的化合物后，要进一步对该化合物进行成药性的优化，即有较好的物理和化学性质、较好的稳定性、药效最佳、副作用最少的化合物，成为候选药物（Candidate Drugs）。

新药的研究过程是一个复杂的涉及多门学科的过程，不仅需要研究化合物的结构与活性之间的关系（构-效关系），还要研究该化合物的结构与代谢之间的关系（构-代关系）及结构与毒性之间的关系（构-毒关系），这样才能使药物顺利上市，应用于临床，发挥低毒高效的治疗作用。

➡➡开发阶段

新药的开发阶段是居于新药的发现研究和市场化之间的重要过程，是将研究阶段发现的候选药物进行各种动物的和人体的评价，最终将其成为药物推向市场。

开发阶段包括在动物体内进行的临床前研究和在人体内进行的临床研究。临床前研究的目的是在动物体内对候选药物进行治疗疾病的有效性、对动物的安全性、药物的体内过程等进行评价,在临床前研究阶段还要进行候选药物的工业化制备过程和方法研究、药物的剂型研究、药物的质量标准研究等相关工作。

在临床前研究结束后,新药研究者将各种研究结果整理成材料上报所在国家的药品审评部门,由审评部门对这些研究结果进行评估,确定是否能进入临床研究。批准进入临床研究的新药称为研究中的新药(Investigating New Drugs,IND)。新药的临床研究通常分为Ⅰ~Ⅲ期,各期研究所解决的问题不同。

一般药物的Ⅰ期临床研究通常是在健康志愿者身上进行的临床试验,对于抗肿瘤药物或对人体有一定伤害的化学治疗药物则要求在患者身上进行。Ⅰ期临床研究主要是评价 IND 在人体中的安全性、耐受性(剂量和副作用)、人体中的药代动力学性质和药理学作用,而不对其疗效进行评价。Ⅱ期临床研究是在患者身上进行的,主要是评价供试药物的有效性;通过与对照药的比较,了解其治疗价值和安全性;确定 IND 的适应证及最佳治疗方案,包括剂量、给药途径、给药次数、疗程等;考察 IND 的不良反应及其危险性。Ⅲ期临床研究是通过随机、双盲对照试验的方法,进行大规模、较长时间的临床试验,确定药物的疗效,监测药物的不良反应。在此期间,还需继续进行长期稳定性试验的研究以确定药物的有效期。

在完成了所有的研究后,研发机构或制药公司将研究资料整理后向所在国家新药审评部门提出新药申请(New Drug Application,NDA),由新药审评部门组织专家对临床研究的资料进行评价确定能否上市,通过评价的新药经所在国家的药品管理部门批准后才可上市。

创新药物的研究是一个涉及多学科、多领域和众多科技人员共同协作的复杂系统工程,需要大量经费的投入,需要我们共同的努力。

▶▶ 现代科技对药物研发的促进

➡➡ 人类基因组与新药发现

1989 年,人类基因组计划(Human Genome Project,HGP)这一国际合作项目启动,多个国家的研究机构参与其中。HGP 的目的是解码生命、了解生命的起源、了解生命体生长发育的规律、认识种属之间和个体之间存在差异的起因、认识疾病产生的机制以及长寿与衰老等生命现象、为疾病的诊治提供科学依据。

随着人类基因组、蛋白质组和生物芯片等的研究深入，大量与疾病相关的基因被发现，这一方面使针对疾病特定基因进行个性化给药的方案更加完善，另一方面也为新药设计提供了更多的靶点。与疾病有关的新基因的发现，使人们对疾病的发生和发展过程有了更多的认识，以新基因关联的蛋白作为新的药物作用靶点，开展创新药物的研究成为可能，往往会成为一系列新药发现的突破口。因此，靶点分子的增加给创新药物研究带来了更多的机会，创新药物研究将具有广阔的前景。例如，靶向抗肿瘤药物伊马替尼的发现，在发现 CML 患者的费城染色体后，找到了该突变的基因表达的 Bcr-Abl 融合蛋白，揭示出该融合蛋白是一种蛋白质酪氨酸激酶（Protein Tyrosine Kinase，PTK），可催化磷酸基团从 ATP 转移到底物蛋白的酪氨酸上，激活细胞信号传导通路，在调节代谢、基因表达、细胞生长、细胞分裂和细胞分化等方面起关键性作用。伊马替尼是蛋白质酪氨酸激酶选择性抑制剂，干扰了肿瘤细胞信号传导通路，选择性地抑制肿瘤细胞的生长，达到抗肿瘤的作用，临床上用于治疗慢性髓细胞样白血病（CML）。伊马替尼的成功上市带动了一批激酶抑制剂替尼类抗肿瘤药物的研发，已有 30 多种药物上市，为肿瘤的治疗提供了选择性的药物，在药物开发历史上具有重要的意义。

➡➡计算机辅助药物设计

随着生命科学和计算机科学的进展，分子力学和量子化学向药学学科的渗透，X-衍射和核磁共振技术的发展、数据库、分子图形学的应用，为研究药物与生物大分子作用的三维结构、药效构象以及两者的作用模式，探索构-效关系提供了理论依据和先进手段，促进了计算机辅助药物设计发展，使药物设计更加趋于合理化。新的药物设计和发现的方法不断产生和发展，例如：基于结构的药物设计（Structure-based Drug Design）、基于靶点的药物设计（Target-based Drug Design）等方法的发展和运用，可根据药物所针对靶点的结构特点进行"量体裁衣"式的设计，增强了药物的靶向性，降低了药物的毒副作用。

➡➡人工智能的发展

人工智能（Artificial Intelligence，AI），是研究开发用于模拟、延伸和扩展人的智能的理论、方法、技术及应用系统的一门新的技术科学。人工智能也被称为机器智能，指的是计算机系统从输入或过去的数据中学习的能力，在学习和解决问题过程中模仿与人脑相关的认知行为。

生命科学、医学和药物研究与使用的发展，产生了海量的文献、知识和数据，大数据时代到来了。大数据具有三个主要特征——体积、速度和多样性。其中体积代表产生的数据量大，速度代表这些数据被再现的速率，多样性代表数据集中存在的异质性。人工智能在对大数据进行处理和深度学习的过程中，进行深度的挖掘和分析，帮助提取这些大型生物医学数据集中存在的有用特征、模式和结构，可帮助和应用于疾病的分析和新药的设计与发现。2021年11月，英国AI药物研发企业——英矽智能（Insilico Medicine）宣布，首个由AI药物发现平台生成的抗纤维化小分子抑制剂ISM001-055的首次微剂量人体试验中，已完成第一例健康志愿者的临床给药。这是一种具有全球首创新药潜力、针对全新靶点的全新小分子抑制剂，被开发用于治疗特发性肺纤维化（IPF）——一种导致肺功能进行性、不可逆转下降的慢性肺部疾病。

"人工智能为药物发现提供了一种方法，搜索信息并发现信号，这使得药物发现的成功不是偶然发生的，而是一种可重复的方法和步骤，这种技术是革命性的。"2013年诺贝尔化学奖获得者、英矽智能科学咨询委员会成员迈克尔·莱维特（Michael Levitt）说，"人工智能可带来尽可能多的信息，并以一种巧妙的、平衡的方式处理这些信息。这显然是正确的方式。"我们期待 AI 能够在药物研发领域带来更多的惊喜，让药物发现的效率更高，让药物发现的成本更低。

➡➡自动化生产

药物的合成常常要投入大量的时间和精力，数字化和信息化的发展为药物合成领域提供了新的思路。新加坡国立大学的科学家开发了一种适合药物小分子的自动化生产方法，可以在 32 小时内实现 prexersatib 的六步全自动合成，且收率可达 65%。

近年来，连续流反应技术、微流控技术等的发展，可通过管道化、连续化的微通道反应器进行药物的合成和制备。这种微通道反应器具有反应物混合快、比表面积大、副反应少、连续流动反应、绿色安全等优势，可以为药品的生产提供更为高效和友好的手段。

药物生产中的自动化流水线、药物包装过程中的自动化机器人，从智能化管理系统到高通量自动化样品处理，再到各种适合不同环境的反应器，这些工具可以为药物研发完成筛选、高通量合成、分装、储存、管理步骤，帮助简化药物研发过程，减少人工操作易出错的步骤，从而提升研发的产出。

药物是人类对抗疾病的有力武器

扫除药裹病良已，弃置酒杯愁自空。

——宋·陆游《病愈偶书》

▶▶疫苗与疾病防治

但我们看看自己的臂膊，大抵总有几个疤，这就是种过牛痘的痕迹，是使我们脱离了天花的危症的。自从有这种牛痘法以来，在世界上真不知救活了多少孩子……

——鲁迅《拿破仑与隋那》

我们从出生，就开始与疫苗"打交道"。为了让身体免疫系统对疾病产生抵抗，我们通常会进行疫苗接种(防疫注射)。疫苗内含有弱化或灭活的微生物/病毒，能够刺激机体产生抗体而使接种者获得抵抗某一特定病原的免疫力。婴儿在出生24小时内就被接种了乙型肝炎疫苗用以预防乙型病毒性肝炎,当然,部分疫苗需要多次接种才能获得足够的免疫力,比如预防小儿麻痹症的脊髓灰质炎疫苗,预防百日咳、白喉和破伤风的"百白破"混合疫苗等。2019年末开始大规模流行的新型冠状病毒(SARS-CoV-2)也需要进行多次接种疫苗以达到最好的防御效果。

几百年来,人们因接种疫苗而产生免疫力是全球许多疾病被根除的主要原因,而第一种被疫苗根除的疾病是天花。天花是天花病毒引起的一种烈性传染病。古埃及法老拉美西斯五世(公元前1145年身故)是人类有记载以来的第一位天花病患者,历史上因天花而亡故的名人众多,如英国女王玛丽二世、俄国沙皇彼得二世、法国国王路易十五、西班牙国王路易斯一世、我国清朝的顺治皇帝和同治皇帝等。明代医学家万全(1499—1582,号密斋,湖北罗田人)首次以"痘疹"命名,而清代后以"天花"替代。因天花病毒属于痘病毒,感染者脸上会出现红疹,而红疹结痂后会留下痘印,故名"天花"。古人在与天花的长期斗争中发现,凡是患过天花并痊愈的人则不会再得天花,于是古人开始尝试各种方法治疗或预防天花。东晋著名医学家葛洪(283—363,字稚川,自号抱朴子,丹阳郡句容人)是中国古代第一个记载天花病情并提出治疗方法的人，记录在其撰写的《肘后备急方》中，但收效甚微。而后在唐宋年间逐渐开始利用天花患者的痘浆或痘痂（种痘法/人痘接种法，也是"接种"一词的由来）给予正常人来预防天花，主要是利用天花患者的疮痂，干燥后加工成粉，吹入人体鼻腔，起到免疫作用。到了明代，真正开始大规模推广人痘接种法，直至清代全面普及。人痘接种法后来传入了日本、俄国和土耳其，又经土耳其传入欧洲。人痘接种法虽然取得了较好的效果，但是也存在一定的风险，其死亡率约为2%，于是人类开始寻找更加安全的方法预防天花。

18世纪，英国医生爱德华·詹纳（Edward Jenner，1749—1823，注：鲁迅先生译为隋那）注意到挤奶女工不会被天花感染，其推测是由于挤奶女工从牛身上感染牛痘（一种类似于天花的痘病毒，但毒性比天花小很多），从而可以保护她们免受天花病毒的入侵。于是在1796年，爱德华将挤奶女工手上牛痘水疱的脓液接种给一个8岁男孩，两个月后又给男孩接种了天花，天花并没有发展。1798年，爱德华发表了牛痘治疗天花的论文，宣传牛痘接种法，引起科学界广泛的兴趣。虽然起初英国并没有接受爱德华的研究结果，但经过爱德华的坚持与努力，数年时间内有若干人因接种牛痘而免于天花侵害。爱德华的

药物是人类对抗疾病的有力武器

发现很快传遍了欧洲，并经西班牙的探险队带到世界各地。最终，牛痘接种法取代了人痘接种法，天花在全世界得到了控制。这一在人类历史上肆虐了3 000多年的传染病，终于在1980年5月被宣告彻底消灭。爱德华开创了疫苗的概念，而疫苗（vaccine）和疫苗接种（vaccination）两个词也源于爱德华对牛痘（*Variolae vaccinae*）的称呼。在西方，爱德华被誉为"免疫学之父"，其工作对后续的医学等领域产生了深远的影响。

疫苗属于生物药范畴，其开发和批准遵循药物程序，也需要进行临床前，临床Ⅰ、Ⅱ、Ⅲ期（部分亦需要Ⅳ期）等评价，最终经批准上市。同时，与药物类似，没有一种疫苗对所有人都是100%安全或有效的，在不同的人体上会出现不同的毒副作用，但通常情况下疫苗的副作用较为轻微，如轻度发热（约25%）、注射部位红肿酸痛（约25%）、疲劳和食欲不振（约10%）等，这是正常的人体免疫反应所导致的。也有少部分患者会有较为严重的副反应，如皮疹或过敏反应等，但较为罕见，所以通常在疫苗接种后，会要求被接种人员留观半小时，以便出现严重副反应时可以及时治疗。

疫苗根据其免疫原的不同分为不同的类型，主要分为以下几类：

➡➡灭活疫苗

灭活疫苗是指用化学物质、高温或射线处理等方式将具有感染性的完整病毒灭活，使其失去侵染能力但保留免疫原性，经纯化后制得的疫苗。此类疫苗引起的免疫反应比较弱，化学性质更稳定，用起来也更安全，通常情况下副反应发生较轻。同时，由于此类疫苗已经灭活，故储存和运输也比较方便。但相应地，因为此类疫苗引起的免疫反应较弱，所以隔一段时间需要加强，如新型冠状病毒灭活疫苗需接种 2 针以上。百日咳、伤寒、霍乱等疫苗大多为灭活疫苗。

➡➡减毒活疫苗

减毒活疫苗是指通过人工定向变异或是从自然界筛选出毒性减弱或基本无毒的微生物制成的疫苗，微生物在机体内有一定的生长繁殖能力，可使机体发生类似隐性感染或轻度感染的反应，但不产生临床症状。减毒活疫苗可以激发细胞免疫反应，所以免疫效果强而持久。但是，减毒活疫苗的最大缺点是这些疫苗仍然具有变异能力，仍然存在使机体致病的可能，同时，减毒活疫苗需在低温环境下保存和运输。卡介苗、轮状病毒疫苗等大多为减毒活疫苗。

药物是人类对抗疾病的有力武器

➡➡腺病毒载体疫苗

腺病毒载体疫苗是指把病毒的抗原基因插入无毒害的腺病毒载体中制成的疫苗，接种后腺病毒载体进入细胞，利用细胞的蛋白表达系统翻译出抗原蛋白，激发机体免疫反应，产生抗体。

➡➡重组蛋白疫苗

重组蛋白疫苗是利用基因重组技术，将病毒的相关抗原在体外表达出来，然后将其注射到人或动物体内，引起对应的特异性免疫应答和免疫记忆，从而在真正的病原体入侵的时候起到保护作用。

➡➡核酸疫苗

核酸疫苗是将编码某种抗原蛋白的外源基因（DNA或 RNA）直接导入人或动物体细胞内（如以经肌肉注射、微弹轰击等方式），通过宿主细胞的表达系统合成抗原蛋白，诱导宿主产生对该抗原蛋白的免疫应答，进而达到预防和治疗疾病的目的。根据主要成分的不同，核酸疫苗分为 DNA 疫苗和 mRNA 疫苗。核酸疫苗以其特有的可诱导机体产生全面的免疫应答，对不同亚型的病原体具有交叉防御作用等优点被称为"疫苗的第三次革命"。

不同的疫苗，其使用注意事项和间隔期各不相同，需要加以区分。虽然疫苗并非100％安全有效，但大多数疫苗均经过了严格的、长期的临床试验才被批准大规模使用，接种疫苗仍然是最有效的预防部分疾病的方式。

▶▶胰岛素治疗糖尿病

在科学的道路上没有平坦的大路可走，只有在崎岖小路的攀登上不畏劳苦的人，才有希望到达光辉的顶点。

——卡尔·马克思

早在公元前1550年，古埃及人书写的古埃及纸莎草文献中就记载了一种多饮、多尿的疾病；中国古书《黄帝内经》将这种疾病称为"消渴病"，因为病人有多食、多饮、多尿和体重消减的症状，仿佛饥渴所致。糖尿病的英文全称为Diabetes Mellitu，前者来源于古希腊语diabētēs，译为虹吸；后者来源于拉丁语mellitus，译为蜜糖。此名是1675年英国著名医生托马斯·威利斯（Thomas Willis，1621—1675）注意到糖尿病人的尿液很甜而将两个词组合而来。由此，我们可以初步看出糖尿病病人的典型症状：多食、多饮、多尿和体重减少（俗称"三多一少"）。1775年，英国医生马修·多布森（Matthew Dobson，

1732—1784)首次将糖尿病患者尿液中的甜味物质确定为糖,同时他发现糖尿病患者血液中的糖分与尿液一样升高,表明糖尿病是一种全身性慢性病变。并且,多布森发现这种疾病并不像当时所认为的那样位于肾脏中,而是一种发生在内分泌系统的疾病,它耗尽身体的能量,容易引发失明、肾衰竭和神经炎,甚至死亡。

2021 年全球糖尿病患者达 5.37 亿人,而我国成人糖尿病患病率达 11%,已成为糖尿病患者人数最多的国家,背上了沉重的经济负担。那为什么糖尿病病人血液中的葡萄糖不能正常代谢,继而引发遍及全身的并发症呢?随着科技的进步,糖尿病的机制慢慢被揭示。正常人的血糖是在一定范围内(空腹:3.92～6.16 mmol/L)波动的,血糖的平衡与两个重要的分子有关——胰岛素和胰高血糖素。当我们进食后,血糖会升高,胰腺的 β 细胞将分泌胰岛素,胰岛素促进葡萄糖进入细胞代谢供能或以糖原形式储存在肝脏中;当我们血糖过低时,胰腺中的 α 细胞分泌胰高血糖素,促进肝脏中的糖原分解成葡萄糖进入血液,增加血糖浓度(图 16)。

这个关键的能够降血糖的物质——胰岛素的发现要追溯到 19 世纪。1888 年,俄国科学家伊万·彼得罗维奇·巴甫洛夫(Ivan Petrovich Pavlov,1849—1936)通过对狗

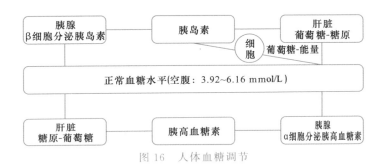

图 16　人体血糖调节

的瘘管手术确认了胰脏分泌物的消化功能。1889 年，受到巴甫洛夫的启发，两位德国科学家奥斯卡·闵可夫斯基（Oskar Minkowski，1858—1931）和约瑟夫·冯·梅林（Joseph von Mering，1849—1908）合作，从一只健康的狗身上取出胰腺，以测试其在消化中的作用。在测试尿液时，他们发现了尿中含有糖分，首次确定了胰腺和糖尿病之间的关系。他们把这个发现发表在医学杂志上，引起了医学界的关注。在接下来的二十多年里，研究人员多次尝试分离胰岛的分泌物，均以失败告终。1916 年，英国科学家爱德华·阿尔伯特·夏皮-谢弗（Edward Albert Sharpey-Schafer，1850—1935）深入描述了胰岛能够分泌一种能够控制葡萄糖代谢的物质，他将这种物质命名为"胰岛素"（Insulin），取自拉丁语 insula（岛）。

1920 年，加拿大科学家弗雷德里克·班廷（Frederick Banting，1891—1941）读到了一篇关于胰腺的文章，这激起了班廷对糖尿病的兴趣。当时的研究表明胰腺中分泌的物质胰岛素（假定物质，彼时还未证实）可以控制糖的代谢，但是众多科学家尝试从磨碎的胰腺细胞中提取，均未成功，推测可能是胰腺中有蛋白水解酶破坏了胰岛素，所以如何在胰岛素被破坏之前将其提取出来是一个挑战。同时，1920 年发表的一份病例报告引起了班廷的注意，报告描述一个病人的胰脏导管被结石堵塞之后，分泌消化酶的消化腺萎缩了，可是胰岛细胞却依然存活良好。这次偶然的阅读让班廷萌生设想：结扎狗的胰导管，待其腺泡萎缩只余胰岛后，分离其内分泌物以试图治疗糖尿病。于是他回母校多伦多大学找到英国生化学家约翰·詹姆士·理察·麦克劳德（John James Rickard Macleod，1876—1935），想与其共同开展研究。但是，麦克劳德起初并不感兴趣，因为多个科学家研究了数十年均未成功，但还是被班廷说服，在暑假期间借出了他的实验室，同时提供给了班廷十只狗并让助手查尔斯·赫伯特·贝斯特（Charles Herbert Best，1899—1978）协助班廷。实验经历了重重失败，但是他们没有放弃，终于在 1921 年 8 月使一只被注射了提取液的糖尿病狗恢复了正常的血糖水平。1921年底,班廷在提取胰岛素时遇到了困难,麦克劳德让詹姆斯·科利普(James Collip,1892—1965)加入班廷团队,科利普的到来让班廷获得了更纯、更多的可用胰岛素。1922年,14岁的重度糖尿病患儿汤普森在多伦多总医院接受了胰岛素针的注射,经过后续治疗,汤普森奇迹般地恢复了健康,成为世界上第一个被成功治愈的糖尿病患者。就这样,糖尿病等于死刑判决的时代终于一去不复返了。1922年5月,麦克劳德代表四人团队向全世界报告,他们提纯出高效安全的胰岛素,可以迅速治疗糖尿病患者。1923年10月,瑞典皇家科学院授予班廷和麦克劳德诺贝尔生理学或医学奖。班廷决定与贝斯特分享这一荣誉和奖金,麦克劳德也与科利普分享了他的部分。在整个诺贝尔奖的历史上,从来没有这么快地授予一项发现。也许是因为,人们在黑暗中等待糖尿病克星的出现,实在是等待得太久太久了。为纪念班廷的巨大贡献,世界卫生组织和国际糖尿病联盟将班廷的生日——11月14日定为"世界糖尿病日"。

胰岛素是一种由胰岛细胞分泌的肽类激素,在班廷发现胰岛素的三十年后的1952年,英国生物化学家弗雷德里克·桑格(Frederick Sanger,1918—2013)确定了牛胰岛素的一级结构(两条多肽链的完整氨基酸序列,图

药物是人类对抗疾病的有力武器

17)，并由此获得了 1958 年的诺贝尔化学奖(桑格一生获得过两次诺贝尔化学奖，他在 1980 年因核酸测序工作又获得了诺贝尔化学奖)。随后，1969 年，英国化学家多萝西·霍奇金(Dorothy Hodgkin，1910—1994)阐明了胰岛素的三级结构(图 17)，为胰岛素的大规模生产奠定了基础。她曾在 1964 年因揭示青霉素和维生素 B_{12} 的结构而获得了诺贝尔化学奖，她是第三位获得诺贝尔化学奖的女性科学家。胰岛素的结构复杂，合成难度非常大，而且提取牛胰岛素要消耗大量的动物胰腺，这都为利用胰岛素治疗糖尿病带来了巨大的阻碍。1958 年，人工合成胰岛素项目被列入我国 1959 年国家科研计划，并获得国家机密研究计划代号"601"，也就是"60 年代第一大任务"。以王应睐(1907—2001)为代表的中国科学家团队，凝聚中科院生化所、有机所和北京大学等单位数百名科研人员的努力，历经七年的不懈攻关，终于在 1965 年，首次完成了结晶牛胰岛素的全合成，这是世界上第一个完全合成的功能性结晶蛋白，标志着人类在探索生命奥秘的征途中迈出了关键的一步，它开辟了人工合成蛋白质的时代，在生命科学发展史上产生了重大影响，也为我国生命科学研究奠定了基础。1977 年，赫伯特·博耶(Herbert Boyer)等实现了基因工程合成人胰岛素。20

世纪 80 年代之前,临床上一直使用猪或者牛胰岛素治疗糖尿病。近年来,采用基因工程方法制备人胰岛素已成为胰岛素生产的重要手段。

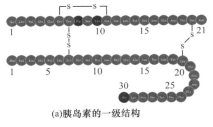

(a)胰岛素的一级结构

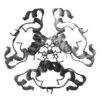

(b)胰岛素的三级结构

图 17　胰岛素的结构

X 射线衍射结晶分析法证实了胰岛素分子的三维结构排列,六个胰岛素分子组成三个二聚体,以六聚物形式存在,但生物活性形式是胰岛素单体。胰岛素与受体结合后,糖通道会打开,葡萄糖借由葡萄糖转运蛋白进入细胞内,进而发生一系列的转化等活动。胰岛素就像是这个过程的开启钥匙。刚刚提到,用基因工程方法制备人胰岛素已成为生产胰岛素的重要手段。利用基因重组技术,将普通胰岛素的某个氨基酸进行更换,或增加一些氨基酸,可改变其聚合的倾向,改变吸收速度,以适用于特殊的患者。胰岛素的剂型不断推陈出新,目前已发展为速效、短效、中效、长效等多种剂型。但由于胰岛素的蛋白性质,目前的给药途径依然以皮下注射为主,也开发了经鼻吸入等给药方式。

根据病人是否依赖胰岛素，糖尿病可分为 1 型和 2 型：1 型糖尿病是胰岛素依赖型，可以用胰岛素及其类似物进行治疗；而 2 型糖尿病病人体内的胰岛素分泌可能是正常的，是由于靶组织对胰岛素反应不敏感，应使用胰岛素分泌促进剂等药物治疗。随着对糖尿病机制的不断揭示，不同靶点的药物也相继出现。比如目前常用的胰岛素增敏剂二甲双胍、罗格列酮等，还有糖尿病领域发展较快的二肽基肽酶-4（DPP-4）抑制剂和胰高血糖素样肽-1（GLP-1）受体激动剂等。人类对胰岛素探索的脚步从未停歇，虽然目前糖尿病依然是需要终身用药的疾病，但我们已经将糖尿病患者的生存期从几年延长到了几十年。并且相信通过一代又一代人的努力，我们终将会彻底治愈糖尿病，续写人类战胜疾病的新传奇。

▶▶青蒿素抗疟疾

中医药学是中华文明的瑰宝。要深入发掘中医药宝库中的精华，推进产学研一体化，推进中医药产业化、现代化，让中医药走向世界。

——习近平

2015 年，我国首次有科学家获得自然科学类的诺贝尔奖——屠呦呦女士获得了诺贝尔生理学或医学奖。诺贝尔奖委员会给出的颁奖理由是"for her discoveries concerning a novel therapy against Malaria（有关疟疾新疗法的发现）"。

疟疾自古以来就是一种具有全球影响的衰竭性疾病，至今仍是传播最广泛和最具破坏性的传染病之一。古代医学认为疟疾是由瘴毒或瘴气引起的疾病。我国北魏时期《水经注·卷三十六》称：泸水（今金沙江部分流域）两岸"时有瘴气，三月、四月，迳之必死"。故以古意大利语 mal'aria（意为污浊空气）将疟疾命名为 Malaria。直到 1880 年，法国医生查尔斯·路易斯·阿尔方斯·拉韦兰（Charles Louis Alphonse Laveran，1845—1922）通过观察疟疾病人的血液涂片才发现疟疾是一种由疟原虫引起的传染性疾病，他因此获得了 1907 年的诺贝尔生理学或医学奖。疟疾患者主要是经由按蚊（anopheles，别名疟蚊，一种无脊椎动物）叮咬或输入带疟原虫者的血液而感染。英国医生罗纳德·罗斯（Ronald Ross，1857—1932）因发现疟疾是由蚊子传播的（当时只发现了鸟类中疟疾传播是由蚊子引起的）而获得了 1902 年的诺贝尔生理学或医学奖。

药物是人类对抗疾病的有力武器

疟疾是人类历史上最早有文字记录的疾病之一。中医关于疟疾的记载可以追溯至几千年前，汉代张仲景（约150—约215）在《伤寒杂病论》中，描述了疟疾周期性发冷发热的症状；《素问（疟论）》《素问（刺疟论）》详述了疟疾的病因、症状等；《神农本草经》《肘后备急方》《千金要方》等为中医药治疟积累了丰富经验和资料。疟疾主要临床症状表现为周期性规律发作，全身发冷、发热、多汗，长期多次发作后，可引起贫血和脾肿大。从古至今，人类一直试图寻找治疗疟疾的药物。1817年，法国科学家首先从金鸡纳树皮中分离得到了抗疟疾的有效成分——奎宁。1934年，德国科学家汉斯·安德萨格（Hans Andersag，1902—1955）和其同事在奎宁基础上合成氯喹，第二次世界大战期间证实氯喹抗疟安全有效，并于1947年用于临床。但从1960年开始，疟原虫对氯喹类药物出现抗药性。

20世纪60年代，东南亚地区尤其是越南，当地疟疾肆虐，疟原虫对已有药物产生耐药性。为寻找有效抗疟药物，我国政府决定在全国范围内研究新型抗疟药，遂于1967年5月23日成立了研究协作组，简称"523任务"，涵盖60多个研究单位，500多位研究人员。在"523任务"的诸多研究项目中，有一个课题是"民间防治疟疾有效药物和疗法的重点调查研究"，这个研究小组获得了许多苗头化合物,例如从植物鹰爪分离出的有效抗疟单体——鹰爪甲素、从陵水暗罗中分离出的金属化合物——暗罗素、从虎耳草科植物常山的干燥根中分离出的常山乙素及其衍生物以及青蒿素等。1969 年,中国中医研究院中药研究所以屠呦呦为主的研究团队,从中医药古籍中搜集并筛选数百种中草药。1971 年,发现青蒿(黄花蒿)的乙醇提取物,对疟原虫抑制率达到 60%～80%,虽然具有活性但实验结果重复性差。团队重新研究了葛洪的《肘后备急方》,其中记录的是:"青蒿一握,以水二升渍,绞取汁,尽服之。"屠呦呦结合自己对中医的了解,推测青蒿需冷榨服用,即"绞汁",不宜高温加热,很可能是高温破坏了青蒿的有效成分。故提出有效成分可能在亲脂部分,于是改用乙醚进行提取,这成为发现青蒿素、开辟青蒿素类药物治疗的关键一步。在 1971 年 10 月前后进行的实验中,青蒿提取物对鼠类疟疾显示出了 100%的惊人疗效。这一显著结果在同年 12 月底的猴疟疾实验中得到了重现,从而毫无疑问地确认了青蒿提取物的有效性。虽然在动物模型中取得了成功,但仍然无法确定其对人体是否安全有效。屠呦呦及其同事自愿成为第一批探索青蒿提取物毒性和剂量试验的受试者,这一试验确认了青蒿提取物对人体的安全性。1972 年,屠

药物是人类对抗疾病的有力武器

呦呦所在的中药研究所团队终于从青蒿中分离得到其活性成分——青蒿素单体，并由中国科学院有机化学研究所和生物物理研究所合作，通过X射线晶体衍射方法确定了青蒿素的立体结构。青蒿素是一个含有过氧桥的新型倍半萜内酯化合物，打破了之前认为的"抗疟药必含氮杂环"的推测（当年美国也在积极开展抗疟药物研究，他们当时认为抗疟疾的药物必须含有氮杂环才能起效，故测试了20万种化合物均未成功）。由于青蒿素分子中缺乏助溶基团，因而水溶性低，同时脂溶性也不强，其剂型仅为栓剂。虽然中国药监部门于1985年批准其作为新药上市，但由于其生物利用度较差，对某型恶性疟疾效果不佳，限制了青蒿素的临床应用。在随后的10年里，中国的多家研究单位一起合作，进一步开展了一系列药物开发的基础工作，包括开发更多的青蒿素衍生物，得到了蒿甲醚、双氢青蒿素和青蒿琥酯等药物。蒿甲醚由于水溶性不佳，以油针剂形式于1987年在我国获批上市。青蒿琥酯有强效抗疟作用，其钠盐（静脉滴注前用碳酸氢钠溶液溶解）静脉注射后，在体内立即转化为双氢青蒿素（图18）。经临床研究，证明其对间日疟、恶性疟和脑型疟均有效，于1987年被国家批准为新药上市。

蒿甲醚和青蒿琥酯虽然可高效和速效抑制多种疟原

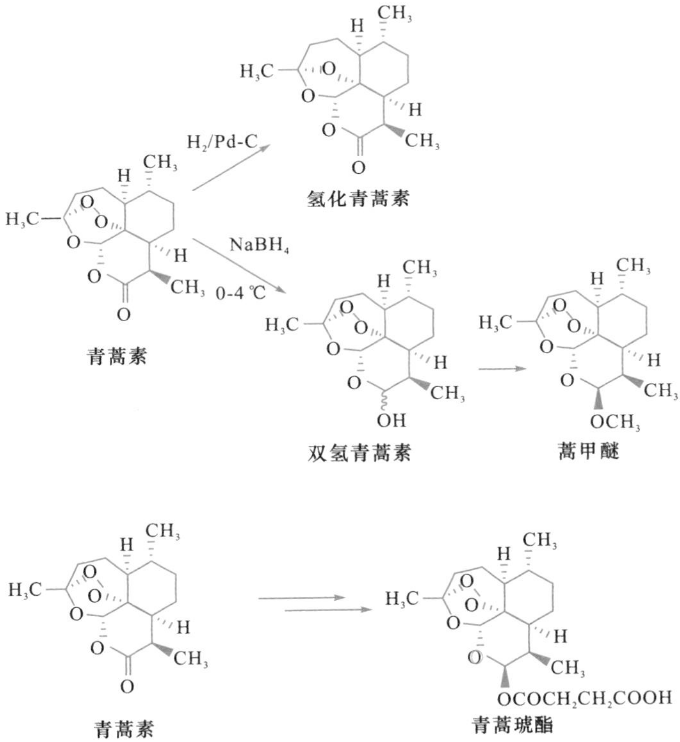

图 18　青蒿素及其衍生物

虫感染,但在血浆中会被迅速清除,半衰期短,以致患者体内的疟原虫不能完全被清除而复发。为此蒿甲醚、青蒿琥酯或双氢青蒿素常与其他长效的抗疟药合用,即基于青蒿素固定剂量的组合疗法(ACT)。1981 年,屠呦呦带着青蒿素亮相世界卫生组织等主办的国际青蒿素会议。青蒿素的发现和相关药物的发明，开创了治疗疟疾的崭新领域。因此，青蒿素成为传统中医药送给全世界人民的礼物。由于当年我国知识产权保护意识较弱，专利法也未正式实施，故我国没有青蒿素的专利权，以致如荷兰 Brocacef 公司研发的蒿乙醚（仅仅将蒿甲醚的甲基换成乙基）作为新药于 2000 年上市。

青蒿素的研究没有止步，其在其他疾病中的作用仍然在研究当中，已有多篇文献指出青蒿素在抗癌、抗炎和抗病毒等方面均有较好的作用。我们期待青蒿素能够在疾病治疗领域发挥更大的作用。

▶▶伊维菌素治疗河盲症

人生的价值，并不是用时间而是用深度去衡量的。

——列夫·托尔斯泰

前文中，我们提到了屠呦呦女士获得了 2015 年的诺贝尔生理学或医学奖，当年还有另外两位科学家共同分享了这一奖项——爱尔兰医学家威廉·C. 坎贝尔（William C. Campbell）和日本化学家大村智（Satoshi Ōmura）。他们发现了治疗微生物有关疾病——河盲症（盘尾丝虫病)的药物,他们的获奖理由是"for their discoveries concerning a novel therapy against infections caused by roundworm parasites(有关蛔虫寄生虫引起的感染性疾病的新疗法)"。

在人口众多的第三世界国家里,有各种各样的寄生虫病,比如热带的疟疾、血吸虫病等,依然严重威胁着人们的健康。在撒哈拉沙漠以南的非洲国家里,流行着一种令人谈之色变的寄生虫病,因为多发于居住在河边的人群,而且会导致患者失明,被称为"河盲症"。如果你到当地,会看见一种现象:青年人或者孩子会用绳索/长棍牵引着失明的成年人/老人,因为失去视力已经成为他们生活的一部分。在水源奇缺的撒哈拉沙漠以南地区居住的部落民族为了方便生活、农耕和放牧,一般都沿河而居。但是,在当地的河水里繁殖了大量的名为"蚋"(俗称黑蝇)的昆虫,而蚋体内大多携带着一种被称为盘尾丝虫的寄生虫蚴。那里的居民在河边耕作时,时常会被蚋叮咬吸血,而雌蚋叮咬后会通过口器将盘尾丝虫蚴注入人体,自此盘尾丝虫开始了在人体内的几年到几十年的寄生生活。虫蚴在患者的皮下慢慢长大,最长的成虫可达两尺。它们聚集于皮下,使患者奇痒无比,并随着血液流动,一旦成虫进入眼睛,就会引起角膜的炎症,最终导致

药物是人类对抗疾病的有力武器

失明。在一些发病严重的村落里，50 岁以上的成年人中失明的患者多达 60%。

　　20 世纪 70 年代中期，以威廉·C.坎贝尔为代表的默沙东医药公司的研究小组与世界各地的研究机构合作，收集了大量的土壤样品，从中培养、筛选和寻找新型的抗微生物的活性物质。结果在 4 万多份土壤样品中，只在一个土壤样品的培养和筛选过程中，发现了一类全新的抗寄生虫的化合物。这个唯一的土壤样品是日本东京的北里研究所提供的，来自东京郊外的一家高尔夫球俱乐部。土壤的提供者是北里研究所的生物化学家大村智教授。相传，大村智是土壤的狂热爱好分子，走到哪里都喜欢装一些土壤到他随身携带的小样品袋中。当时，研究团队将这个土壤样品的培养液用于一些常见的寄生虫，他们发现所有的寄生虫都被杀得一干二净。欣喜之余，他们从盛满培养液的烧瓶中取出几滴大量稀释，再用于寄生虫，仍然能杀死所有的寄生虫。经过反复稀释，培养液仍然有很强的杀虫效果，于是他们确信，这个培养液里一定存在着罕见的高效抗寄生虫的化学物质。威廉·C.坎贝尔与大村智合作，后者负责提供菌株，前者开展结构研究和生物活性测试。他们发现，培养液中存在一个抗生素家族——阿维菌素，对其中的一个成员阿维菌素 B_1

进行结构修饰（双键还原），得到了一个不仅化学稳定性好，而且生物利用度也较高的新化合物——伊维菌素（图19）。

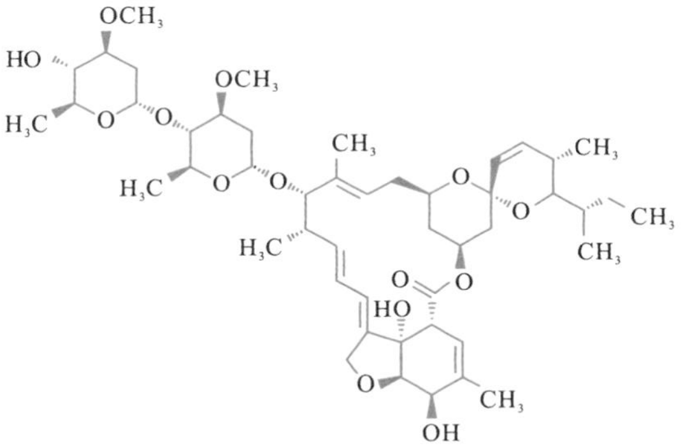

阿维菌素

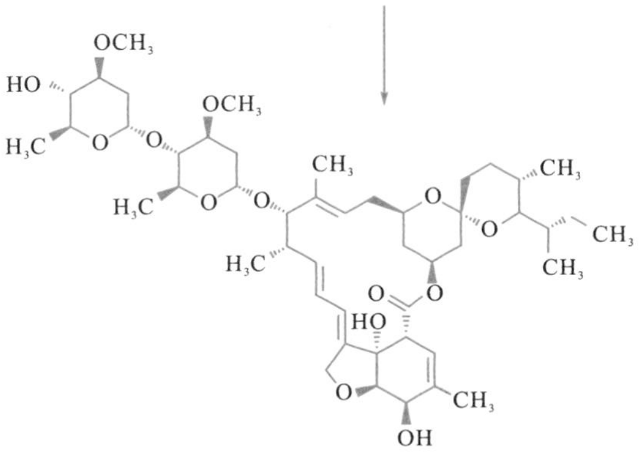

伊维菌素

图 19　从阿维菌素到伊维菌素

伊维菌素药效非常强，治疗狗体内的幼年心脏蠕虫，用量仅为 0.001 mg/kg 的口服剂量，而其他口服药物的用量需达到 40 mg/kg。寄生虫病在欧美发达国家人群里已经很少见了，但是在欧美的畜牧业和宠物业，每年因为牲畜寄生虫病而造成的商业损失不下 40 亿美元，所以伊维菌素起初是以兽药上市的。兽用伊维菌素上市后年销售额达 10 亿美元。

在研发伊维菌素的过程中，研究者们注意到了伊维菌素可以有效地杀死一种马的寄生虫，它与盘尾丝虫相似度很高。研究者们提出伊维菌素也许能杀死盘尾丝虫，从而治疗河盲症。于是他们很快拟订了进一步研究的方案，递交给了公司领导层。我们在上一章提到过，医药研发是一个高投入、高风险的行业，即使按照研究人员设想，伊维菌素可以治疗河盲症，但是投入大量研究成本制出的药物，撒哈拉沙漠以南地区的人民根本无力购买，因为那里集中了一些贫困的国家，所以制药公司不可能获得任何利润。但是为了坚持以人为本，医药公司还是决定做这宗赔本的买卖。带着探索未知的好奇和征服疾病的强烈欲望，带着救死扶伤的责任和义务，科学家们远赴非洲，首先在塞内加尔开始了小规模的安全性评价与临床试验，结果非常令人鼓舞，试验也很快扩大到马里、加纳、利比里亚、乍得等国。伊维菌素对于盘尾丝虫蚴的杀伤力之强让人瞠目——患者每年口服一次药物（150 μg/kg），就足以杀灭体内所有的盘尾丝虫蚴。这是一个如此振奋人心的结果，河盲症患者终于有救了！秉持着以人为本的理念，医药公司做了一个重要的决定：向全球所有被盘尾丝虫感染和受到感染威胁的人群无限期、无偿提供伊维菌素，直至河盲症这一公共健康问题被彻底解决！为了推动这一进程，在联合国帮助下，无数志愿者加入药物分发的行列中，持续向非洲国家输送伊维菌素，而在1998年捐赠的项目又从盘尾丝虫扩大到了所有的丝虫病。据世界卫生组织预测，伊维菌素的无偿捐赠有希望使河盲症从地球上绝迹，届时可以说是继牛痘灭绝天花之后，人类医药史上又一个伟大的成就。

▶▶ 西咪替丁抗胃溃疡

向还没有开辟的领域进军，才能创造新天地。

——李政道

消化性溃疡是常见和多发的疾病之一。曾有人估计在一般人口中，有 5%～10% 在其一生中某一时期，患过胃或十二指肠溃疡。消化性溃疡以反复发作的节律性上腹痛为临床特点，常伴有嗳气、返酸、灼热等感觉，甚至还会恶心、呕吐等。在 20 世纪 60 年代前，还没有有效的抗溃疡药物上市，溃疡患者经常遭受多年的剧烈疼痛，如果不及时治疗，溃疡可能导致严重的出血甚至死亡。如美国默剧时期的大众情人——电影明星鲁道夫·瓦伦蒂诺（Rudolph Valentino，1895—1926）于 31 岁时死于穿孔性溃疡手术后的腹膜炎，英国最年轻的首相小威廉·皮特［William Pitt（the Younger），1759—1806］也在 47 岁时死于穿孔性胃溃疡。

消化性溃疡的诱因较多，常见原因包括幽门螺杆菌感染以及过度使用非甾体抗炎药。胃酸分泌过多会导致溃疡加重并延长恢复期。胃酸的分泌是一个复杂过程，涉及多种生物物质的调控（图 20），组胺、胃泌素和乙酰胆碱以及质子泵（H^+/K^+-ATP 酶）等均参与其中。在 20 世纪 60 年代以前，传统治疗手段是通过使用抗酸剂来中和胃酸，比如碳酸氢钠或碳酸钙等碱，但中和所需的抗酸剂的剂量很大（如果使用碳酸氢钠，需要每天用量至少 60 g），酸碱中和后会有大量的二氧化碳产生，导致腹胀气、打嗝等副作用。同时这种传统治疗手段的疗效只是暂时的，治疗严重溃疡的唯一办法是通过手术切除部分胃。第一个有效的抗溃疡药物是 H_2 受体拮抗剂——西咪替丁。

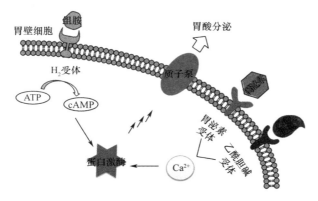

图 20　胃酸分泌过程

西咪替丁的研究计划开始于 1964 年,由苏格兰药理学家詹姆斯·布莱克(James Black,1924—2010)带领的来自 Smith Kline & French(葛兰素史克公司前身)的研究团队开始了寻找抗溃疡药物之路。在当年,实现抗溃疡治疗的最大希望似乎是找到一种可以阻断胃泌素的药物,许多研究团队投身这一领域。但布莱克团队发现,在狗身上注射组胺能刺激胃酸的分泌,但传统的抗组胺药物(H_1 受体拮抗剂,抗过敏药),例如美吡拉敏和苯海拉明并不能影响胃酸的分泌。于是,他们断定,组胺一定是作用在胃部的另一种组胺受体(H_2 受体)而影响胃酸分泌。就这样，在未知的道路上，布莱克团队犹如于黑暗中摸索前进，通过以内源性组胺为起始化合物，经过一步一步的化学修饰和改造，终于在 12 年后，获得了第一个可以作用于组胺 H_2 受体而抑制胃酸分泌的药物——西咪替丁（图 21）。西咪替丁于 1976 年在英国率先上市，1979 年经 FDA 批准在美国上市，成为药物史上第一个年销售额超过 10 亿美元的药物。

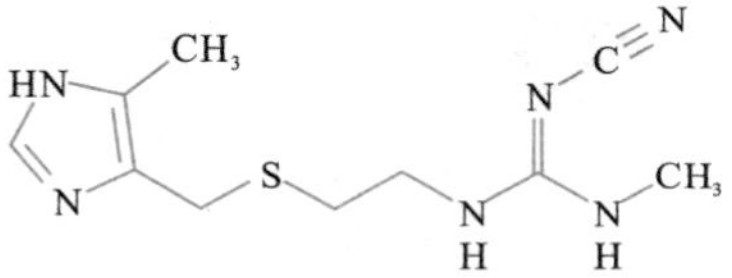

图 21　西咪替丁

詹姆斯·布莱克 1964 年发现了 β-肾上腺素受体阻断剂普萘洛尔（propranolol），确定了 β-肾上腺素受体阻断剂在抗高血压、治疗心律失常和心绞痛疾病方面的临床应用价值；1976 年采用合理药物设计方法获得组胺 H_2 受体拮抗剂西咪替丁（cimetidine），在治疗消化道溃疡领域取得一个重大突破，带动了一批替丁类抗溃疡药物的问世。因这两项研究，他被授予 1988 年的诺贝尔生理学或医学奖。

继西咪替丁之后，科学家又研发出很多优秀的替丁类药物,而由于 H_2 受体拮抗剂抑酸并不彻底,目前已基本被 20 世纪 80 年代后出现的质子泵抑制剂类药物所取代。

▶▶ 奥司他韦抗流感

越是接近真理,便愈加发现真理的迷人。

——拉美特利

病毒性感染疾病是严重危害人民生命健康的传染病,据不完全统计,在人类传染病中,病毒性疾病高达 60%～65%。第一个已知的病毒是烟草花叶病毒,由荷兰微生物学家、病毒学创始人马丁努斯·威廉·贝耶林克(Martinus Willem Beijerinck,1851—1931)于 1899 年发现并命名。迄今全球已有超过 9 000 种病毒得到鉴定。病毒是病原微生物中最小的一种,大小为 20～450 nm。病毒以一种单链或双链的核酸(DNA 或 RNA)为核心,被称为衣壳(capsid)的蛋白质所包裹,形成病毒粒子。

常见的病毒引起的疾病之一就是流行性感冒,简称流感,是由流感病毒引起的一种急性呼吸道传染性疾病,具有传染性强、流行面广、发病率高等特点,主要感染禽类和哺乳动物。禽类感染流感病毒大部分并不表现出任

药物是人类对抗疾病的有力武器

何症状，但人们在禽类体内发现了各种流感病毒。而哺乳动物感染流感病毒大都会表现出一定的症状，有时还会伴有严重的心、肾等多种脏器衰竭并可导致死亡。流感分为季节性流感和大流感，季节性流感每年造成全球25万～50万人死亡，而大流感能够造成上百万人死亡。在20世纪曾有5次流感大流行（分别为1900年、1918年、1957年、1968年和1977年），最严重的是1918年由西班牙率先报道的大流感，正是第一次世界大战期间，当时全世界约20亿人口，其中约10亿人被感染。死亡人数据估计有2 000万至1亿，超过一战中死亡人数的总和。流感病毒易发生变异，即使在医疗技术飞速发展的今天，流感的预防、控制及治疗问题仍然困扰着国际社会。

流感病毒属于正黏液病毒科，是单链RNA病毒。分为甲（A）、乙（B）、丙（C）三型。其中甲型流感病毒变异能力强、致病率高，是流感流行的主要传染病毒，上面提到的几次大流行都是由甲型流感病毒引起的。乙型病毒致病率低，丙型病毒比较少见，因此抗流感病毒药物研发主要是针对甲型流感病毒。甲型流感病毒表面有三种蛋白：M2离子通道蛋白、血凝素（HA）和神经氨酸酶（NA）。M2离子通道蛋白是甲型流感病毒特有的包膜糖蛋白，介导病毒的吸附和侵入，最终帮助病毒 RNA 释放到宿主细胞质开始早期转录；血凝素（HA）调节病毒颗粒黏附到宿主细胞表面，并促进病毒基因融合到宿主基因中；神经氨酸酶（NA）作为水解酶，催化唾液酸与复合糖之间的 α-糖苷键水解，从而帮助子代病毒从宿主细胞释放，同时帮助病毒运动。HA 和 NA 两个糖蛋白都是病毒表面的抗原，甲型流感病毒根据 HA 和 NA 引发的抗体来进行亚型分类，目前发现有 16 种 HA 和 9 种 NA，不同的 HA 和不同的 NA 就可以构成一种新的病毒，比如我们新闻中听到的 H1N1、H7N9 等亚型的流感病毒。

流感病毒的神经氨酸酶（NA）又称唾液酸酶，是存在于甲型和乙型流感病毒表面的糖蛋白，可促进新生的流感病毒从宿主细胞的唾液酸残基释放，并加速流感病毒传染其他的宿主细胞，是病毒复制过程的关键酶。于是科学家决定，以 NA 为靶标进行抗流感病毒药物的研发。利用 NA 在水解神经氨酸-糖蛋白复合物时形成的含正电荷的氧离子六元环过渡态，设计了第一个神经氨酸酶抑制剂 DANA。但是 DANA 和神经氨酸酶的结合能力比内源性底物唾液酸高约 1 000 倍，但对流感病毒 NA 的特异性很差，在流感病毒动物模型研究中的效果也不理想。通过对 DANA 进行修饰，葛兰素史克公司发现了扎那米

药物是人类对抗疾病的有力武器

韦并于1999年推向市场。扎那米韦的分子极性很强，口服生物利用度低，只能以静脉注射、滴鼻或吸入给药。起初研究者并没有在意给药方式的问题，他们认为流感本身就是具有呼吸道的症状，而吸入给药首先到达呼吸道，理论上应该更容易被接受，正由于这个错误的判断，葛兰素史克公司失去了宝贵的先机。在1992年洛杉矶的一次学术会议上，吉利德科学公司（Gilead Sciences Inc.，1987年成立的一家美国生物制药公司）的一名科学家诺伯特·比朔夫贝格尔（Norbert Bischofberger）博士休息时注意到了澳大利亚莫纳什大学有关扎那米韦（当时代号为GG167，后转让给葛兰素史克公司开发）可以抑制流感病毒在小鼠体内复制的研究报告。诺伯特·比朔夫贝格尔博士顿时就被这个分子吸引，认为这将成为真正意义上的抗病毒药物，但是他们认为这个分子的结构特点不适合口服，于是决定成立一个科研小组开始抗流感病毒药物的研发工作。他们一开始研发得到了具有较强的抑制NA活性的GS4071，但是口服生物利用度低，为了提高生物利用度，将化合物GS4071的羧酸基团用乙醇酯化得到奥司他韦，获得了非常理想的效果。1996年，罗氏公司从吉利德科学公司购买了奥司他韦专利使用权，并在葛兰素史克公司扎那米韦上市的同年（1999年）推出了奥司他韦(商品名:达菲)。奥司他韦从 1992 年美国吉利德科学公司成立研发小组到 1999 年成功批准上市,其研发历程仅用了短短 7 年,这在近代新药研发历史上是非常罕见的,成为合理药物设计的经典案例。因奥司他韦可以口服,所以患者的顺应性更高,奥司他韦迅速占领了市场。2005 年,FDA 同意将奥司他韦用作儿童预防流感用药,现已成为流感预防储备库的重要品种。

▶▶索磷布韦治丙肝

在攻克科研难关的漫漫征途上,科学家大多对研发课题百分百全情投入,未必有余力去展望科研成果能带来多大的影响。直到有一天,我和一位丙肝病人面对面谈起他患病及最终治愈的往事,才真正了解我们的成果对患者有多么重要。

——迈克尔·J.索非亚

2020 年诺贝尔生理学或医学奖授予美国病毒学家哈维·J.阿尔特(Harvey J. Alter)、英国生物化学家迈克尔·霍顿(Michael Houghton)和美国病毒学家查尔斯·M.赖斯(Charles M. Rice),以表彰他们在"发现丙型肝炎病毒"方面做出的贡献。他们发现了丙型肝炎病

药物是人类对抗疾病的有力武器

毒（HCV），揭示了丙肝和其余慢性肝炎病例的原因，促进了 HCV 的诊断试剂的快速发展，从而将通过输血感染 HCV 的风险从三分之一降至百万分之一，挽救了数百万人的生命。

丙型肝炎（简称丙肝）是由丙型肝炎病毒感染引起的病毒性肝炎。据世界卫生组织统计，全球丙肝的感染率约为 3％，每年新发丙型肝炎病例约 3.5 万例。据报道，患者中有 1％～5％可发展为肝硬化甚至肝细胞癌（HCC）而死亡。而感染 HCV 后 20 年，肝硬化的发生率为 10％～15％。每年大约有 50 万人因为丙肝及其并发症进行肝移植或死亡，因此丙肝也被称为"沉默的杀手"。在外界因素的影响下，如饮酒、劳累、长期服用有肝毒性的药物等，可能会促进病情的发展。丙肝的病理改变与乙肝极为相似，以肝细胞坏死和淋巴细胞浸润为主。慢性肝炎可出现汇管区纤维组织增生，严重者可以形成假小叶即成为肝硬化。

治疗丙肝的方案有两种：PR 方案（聚乙二醇干扰素联合利巴韦林）和 DAAs 方案（直接抗病毒药物，direct-acting antivirals）。2013 年以前，聚乙二醇干扰素联合利巴韦林是 HCV 感染的标准治疗方案。干扰素调节宿主对病毒感染的免疫应答，利巴韦林为口服抗病毒药物，可增强宿主对干扰素的应答。但是此种疗法不良反应多，包括流感样症候群、骨髓抑制、精神和中枢神经系统症状以及内分泌系统紊乱等，不良反应可降低患者的生活质量，降低患者对治疗的依从性。于是，美国肝病研究学会、欧洲肝脏研究学会以及世界卫生组织鉴于该疗法的局限性，均更新了慢性丙肝感染的治疗指南，不再将 PR 方案作为常规、首选的药物治疗方案进行推荐。而 2013 年，丙肝"神药"索磷布韦(sofosbuvir)出现，2016 年，美国肝病研究协会和美国传染病学会联合发布了丙型肝炎管理建议。在该建议中，索磷布韦与其他药物联合使用是治疗丙型肝炎的一线方案。从索磷布韦出现开始，DAAs 方案的总体治愈率陡然提高到 90％，甚至能够达到 100％的治愈率，且服用时间较短(12 周左右)，大多为口服，用药方便，真正使丙肝成为一种可治愈的疾病。那么，索磷布韦是如何被研发出来的呢？

我们首先了解一下丙肝病毒，丙肝病毒是单股正链 RNA 病毒(可以直接作为 mRNA 翻译成蛋白质)，由 9 500～10 000 个碱基对组成。科学家经过大量研究发现，HCV 的复制过程中涉及 3 个重要的酶，其中 NS5B 蛋白是一种 RNA 依赖的 RNA 聚合酶，负责催化 HCV-RNA 链的合成，形成新的 HCV。NS5B 核苷酸聚合酶抑制剂通过直接抑制 RNA 聚合酶活性干扰 HCV 复制过程，达到清除病毒的目的。索磷布韦属于 NS5B 聚合酶抑制剂，与靶点结合后，可以终止病毒 RNA 复制，是消灭 HCV 的"终极绝招"。同时，该药也是首个无须联合干扰素治疗丙肝的药物，且对所有基因型 HCV 均有作用。

索磷布韦是 2007 年由 Pharmasset 医药公司的科学家迈克尔·J. 索非亚（Michael J. Sofia）带领团队设计合成的。为了感谢迈克尔·J. 索非亚对药物做出的巨大贡献，故参照其名字 Sofia 命名了该化合物——Sofosbuvir（索磷布韦），该药物于 2010 年首次在人体中进行测试。2011 年，吉利德科学公司以 110 亿美元的"天价"收购了 Pharmasset，创造了医药界当时最大的并购案，并且被医药界誉为吉利德的"豪赌"。因为当时的 Pharmasset 第三季度财报净亏损 9 120 万美元，且没有产品上市。正在开发的口服丙型肝炎病毒治疗药物——索磷布韦离上市为期不远，但其收购价格却神奇地从 80 亿美元一路飙升，最终，吉利德以 110 亿美元将这家并不盈利的公司收入囊中。这一场"豪赌"吉利德"赌"赢了。吉利德于 2013 年 4 月提交了索磷布韦的新药申请，并于 2013 年 10 月获得了 FDA 的突破性疗法认定。2014 年，索磷布韦上市后第一年，销售额就突破 100 亿美元，超过"药王"阿托伐他汀(商品名：立普妥)上市首年的 10 亿美元的销量，这是当时全球新药销售史上新的纪录，一举将吉利德送进制药巨头前 10 位。索磷布韦和后续丙肝药物(吉利德在 2014 年又上市了雷迪帕韦/索磷布韦联合复方制剂等多种药品)的推出，使丙肝病人彻底摆脱了干扰素，并且无须终身服药，治愈率接近 100％，成功遏制住了丙型肝炎的危害。吉利德的销售额从 2016 年开始下滑，因为越来越多的丙肝病人被治愈了。

药物是人类对抗疾病的有力武器

药学是什么？

工欲善其事，必先利其器。

——《论语·卫灵公》

▶▶药学学科的起源与发展

药物是人类在长期与疾病做斗争的过程中逐渐发现而产生的，通过对自然界中可利用的动植物等资源不断的认识和利用后形成的。我国具有悠久的药学发展史，东汉末年的《神农本草经》是我国现存最早的药学专著，它系统地总结了秦汉以前的药学知识和用药经验，成为中国药学的开端；明朝时期药学迅猛发展，有多本药学专著问世，其中以《本草纲目》最为著名，是我国药学史上重要的里程碑。在南北朝时期，我国正式成立由政府设置的医科学校,隋朝时期称为"太医署",在唐代时期扩大并设立了最早的官办药用植物园。清朝时期,随着西方医药学在我国的广泛传播,各类西医药书籍被翻译成中文版本流传,对我国近代药学的兴起和发展起到了重要的推动作用。19世纪50年代后,外国商人开始在中国建药厂、开办医院和药行,西医西药开始输入我国。随后,19世纪90年代,我国商人也开始建立药厂,但由于基础薄弱、技术落后,当时的药品生产基本以仿制药和制剂加工为主。与此同时,1894年,我国成立了第一所西医学校——北洋医学堂(也称北洋海军医学堂,1906年更名为陆军医学堂),并在光绪三十四年(1908年)增设了药科专业,学制3年。这成为我国创办药科教育的开始。1936年,国立药学专科学校(专业性院校)在南京成立,这是当时由国民政府组建的国内唯一一个独立设置的高等药学教育机构,学制4年,校长为孟目的教授(曾任陆军医学堂药科主任)。1950年更名为华东药学专科学校。1952年全国院系调整时,齐鲁大学药学系、东吴大学药学专修科并入华东药学专科学校,成立华东药学院,1956年更名为南京药学院,1986年与筹建中的南京中药学院合并为中国药科大学。全国院系调整时,浙江医学院药学系、山东医学院药学系、上海制药工业学校与东北药科学校合并为沈阳药学院,

1994 年更名为沈阳药科大学。另有多所医学院校开设药学系,例如北京医学院药学系(现北京大学药学院)、四川医学院药学系(现四川大学华西药学院)、上海医学院药学系(现复旦大学药学院)等。20 世纪 70 年代后,我国的药学教育事业得到了蓬勃发展,尤其是 1990 年以后,自主办学积极性增加,各地高校纷纷设立药学院/药学系或相关专业。1994 年原广东医药学院更名为广东药学院,2016 年经教育部批准,正式更名为广东药科大学。截至 2020 年,我国开办药学类专业的本科院校已超过 260 所。

国务院学位委员会将中国教育教学、科学研究的各个领域根据其学术性质分为文、理、工、法、医、农等 13 大学科门类,每个学科门类内又划分若干一级学科,每个一级学科又根据实际学科的内涵覆盖分为若干二级学科或专业。药学学科属于医学门下的一级学科,下设药物化学、药理学、药剂学、药物分析学、微生物与生化药学、生药学等二级学科。

▶▶药学学科的定义与内涵

中华民族与疾病斗争了数千年,药物为人类战胜疾病提供了有力的武器。药物攸关国家安全和人民健康。生物医药被列为国家七大战略性新兴产业、"中国制造

2025"十大重点发展产业领域，是"健康中国"国家战略的重要依托行业。全球医药行业保持了数十年的高速增长。一方面，随着世界经济的发展、人口总量的增长、社会老龄化程度的提高以及民众健康意识的不断增强，医药行业的需求不断扩大；另一方面，我国医药企业正在从仿制药为主的模式转向创新药为主的模式，提升我国医药行业的创新力、助力我国从"医药大国"迈向"医药强国"，对药学学科的要求也越来越高。

药学是一门以化学、生物学和医学为主要理论指导，研发、生产、使用和管理药物的学科。药学的任务包括：研究、发现和生产药物及其制剂，阐明药物的作用及机理，制定药品质量标准，控制药品质量，合理使用药物，监督和管理药品等。

药学学科主要研究药剂学、药理学、药物化学、药物合成、药物分析等方面的基本知识和技能，进行药品的研发、生产、加工、质检、销售、管理等。

▶▶ 药学的分支与分类

在中华人民共和国成立之前，我国高等药学教育不分专业；中华人民共和国成立初期，曾先后设立了药剂

药学是什么？

学、药物化学、生药学、分析鉴定、制药工程五个专业。
1954年，专业调整后将上述专业又归并为药学、化学制药
和抗生素。1958年增设了中药学等专业。之后，各个学
校根据自身的办学特点，各自设立了相关的专业。其间
又经历了两次修订，直至1998年，在教育部正式颁布的
《普通高等学校本科专业目录》中，将有关药学类专业（医
学门类下）调整为药学、中药学和药物制剂三个；在工学
门类下设化工与制药类（化学工程与工艺、制药工程）；除
此之外，还有部分目录外药学相关专业：化工与制药（目
录外专业）、动物药学（少数高校试点的目录外专业）、中
药资源与开发（目录外专业）、应用药学（少数高校试点的
目录外专业）、临床药学（少数高校试点的目录外专业）、
药事管理（少数高校试点的目录外专业）、蒙药学（目录外
专业）、中草药栽培与鉴定（目录外专业）、藏药学（目录外
专业）等。1998年后，又经历了几次专业调整，目前药学
类专业和中药学类专业均属于医学门类下，是两个独立
的大专业类。

药学类专业是中国普通高等学校本科专业之一（本
书仅以本科专业药学为例）。教育部发布的《普通高等学
校本科专业目录》中，药学类（1007）属于"10学科门类-医
学"，主要分为8个专业：药学、药物制剂、临床药学、药事

管理、药物分析、药物化学、海洋药学、化妆品科学与技术（表1）。

表1 《普通高等学校本科专业目录》药学类专业

门类	专业类	专业代码	专业名称	学位	学制	指引必选	指引可选
医学（10）	药学类（1007）	100701	药学	理学	四年	物理化学	生物
		100702	药物制剂	理学	四年	物理化学	生物
		100703TK	临床药学	理学	五年/四年	物理化学	生物
		100704T	药事管理	理学	四年		化学生物
		100705T	药物分析	理学	四年	物理化学	生物
		100706T	药物化学	理学	四年	物理化学	生物
		100707T	海洋药学	理学	四年	物理化学	生物
		100708T	化妆品科学与技术	理学	四年	物理化学	生物

注：T—"特设专业"（特设专业是针对不同高校办学特色，或适应近年来人才培养特殊需求设置的专业，具有特色鲜明、对口新兴行业、有一定发展潜力等特点）；K—"国家控制布点专业"（国家控制布点专业一般都是专业性比较强的专业，就业与社会需求密切相关，所以对招生规模要进行限制）；TK—"特设控制布点专业"（该类专业兼具上述两类专业的特点，可以理解为有明确的、固定规模的新兴需求的专业，专业性极强、就业面相对较窄，如公安学类、公安技术类）。

　　另有一些药学相关专业，如制药工程等，其分属于工学等其他门类，在此不进行详述。

药学是什么？

药学高等教育概览

千教万教，教人求真。

——陶行知

▶▶药学本科有哪些专业？

在前文中，我们介绍了教育部发布的《普通高等学校本科专业目录》，药学类主要分为 8 个专业：药学、药物制剂、临床药学、药事管理、药物分析、药物化学、海洋药学、化妆品科学与技术。我们本章中仅以此 8 个专业进行介绍，另外药学类相关的中药学、制药工程以及生物制药等因门类不同，未在此列出。由于各个学校专业课程设置有所差别，本书以中国药科大学相关专业的课程设置为例进行课程介绍。

➡➡ 药 学

药学(Pharmacy),专业代码为 100701,培养具备药学学科基础知识、基本理论和基本技能,能够在药物研发、生产、检验、流通、使用和管理等领域,从事药物发现和评价、药物制剂设计与制备、药品质量标准研究和质量控制、药品管理以及药学服务等方面工作的高素质专门人才。

药学专业修业年限为四年,毕业后授予理学学士学位。所修课程:主干学科包括药学、化学和生物学;核心课程为药物化学、药剂学、药理学、药物分析、天然药物化学、药物代谢动力学和药事管理等;另有药学(诊断试剂方向)的特色课程:临床检验基础、诊断试剂原理与制备等。

➡➡ 药物制剂

药物制剂(Pharmaceutical Preparations),专业代码为 100702,简称药剂学,是指将原料药物按照某种剂型制成一定规格并具有一定质量标准的具体品种。简单来说,我们日常服用的药物,有胶囊、片剂、口服液以及栓剂等,这些都是药物的剂型。

药物制剂专业培养具备药物制剂的基础知识、基本

药学高等教育概览

理论和基本技能，能够在药物制剂设计与制备、生产与应用等领域，从事药物制剂的研发、生产、质量控制、技术创新和应用等方面工作的高素质专门人才。

药物制剂专业修业年限为四年，毕业后授予理学学士学位。专业课程包括工业药剂学、药用高分子材料学、生物药剂学与药物动力学、制剂工程学、药品包装设计学、药物化学、药理学、药物分析等课程。

➡➡临床药学

临床药学（Clinical Pharmacy），专业代码为100703TK，是指药学与临床医学相结合，以患者为中心，研究与实践临床药物治疗，提高药物治疗水平的综合性应用。临床药学专业培养具备临床药学基础知识、基本理论和基本技能，具有创新思维，能够从事以合理用药为核心的药学服务工作的专门人才。

目前，中国已经成为全球第二大医药市场和全球药品消费增速最快的地区，人民对药品的主要需求已从"有药可用"转向"用对药、用好药"。药学专业的核心已从"以药品为中心"向"以病人为中心"转变，培养药学服务型人才的需求迫在眉睫，因此，临床药学专业应运而生，培养"懂医精药"的药学服务型人才。

临床药学专业修业年限为五年，毕业后授予理学学士学位。临床药学的专业核心课程包括人体解剖生理学、医学生物化学、医学微生物学、免疫学、药理学、临床药物代谢动力学、临床药理学、临床药物治疗学、医院药学、药学监护实践方法、模拟药房实训等。

➡➡药事管理

药事管理（Pharmacy Administration），专业代码为100704T，是药学重要的分支学科，围绕医药行业发展、国家方针与政策制定、监管法律法规建设等需求，综合运用药学、管理学、经济学和法学等理论与技能，对药品整个生命周期，包括研制、上市、生产、流通、使用、药物警戒等药事工作中出现问题的环节，监管法律法规，发展方针政策等进行分析、评估和研究，提供相应的对策和方案。

药事管理专业培养具有药学基础知识和法学、管理学等知识与技能，系统了解医药管理政策法规，能够运用法学、行政学、管理学的理论与方法对医药社会问题进行研究，从事药事各环节的监督及管理工作的高素质专门人才。

药事管理专业修业年限为四年，毕业后授予理学学士学位。药事管理的专业核心课程包括医药学课程（药学基础、医学基础、生物化学基础等）、管理经济课程（管理学、会计学、统计学、微观经济学、宏观经济学等）、法学课程（民法、行政法、经济法等）以及药事管理类课程（中国药事管理与法规、国际药事管理与法规、药品质量管理规范等）。

➡➡药物分析

药物分析（Pharmaceutical Analysis），专业代码为100705T，是一门研究和发展药品全面质量控制的"方法学科""眼睛学科"。主要运用化学、物理化学或生物化学的方法和技术研究化学结构已经明确的合成药物或天然药物及其制剂的质量控制方法，也研究中药制剂和生化药物及其制剂的质量控制方法。

药物分析专业培养具备药物分析基础知识、基本理论和基本技能，能够在药品研发生产、临床应用和监督管理等领域，从事药品质量研究、药品分析检验、体内药物分析和质量管理等工作的高素质专门人才。

药物分析专业修业年限为四年，毕业后授予理学学士学位。药物分析的专业主干课程主要有药物分析、药物色谱分析、药物光谱分析、体内药物与毒物分析、中药分析等；专业基础课程包括人体解剖生理学、药物化学、药理学与毒理学、药剂学、生药学与天然药物化学等。药物分析专业的学习内容包括：化学知识，用于理解药物的理化性质；生物学知识，阐明药物的作用原理；仪器分析知识，对药品进行质量控制，检测体内微量的药物及其代谢物；药品质量监督管理的法律法规，从事药物质量控制与管理。

➡➡药物化学

药物化学（Medicinal Chemistry），专业代码为100706T，是关于药物的发现、发展和确证，并在分子水平上研究药物作用方式的一门学科。药物化学是药物研发链上的前端学科，研究药物的物质基础，亦是一个多学科交叉专业。培养的是具有扎实的基础知识、广阔知识面、较强创新意识以及德智体美劳全面发展的药物化学专业人才。

药物化学专业培养具备药物化学基础知识、基本理论和基本技能，能够从事新药分子设计、先导化合物发现与优化、化学药物合成以及生产工艺研究和优化等工作的高素质专门人才。

药物化学专业修业年限为四年，毕业后授予理学学士学位。药物化学的专业核心课程包括基础课程和专业课程，专业课程主要有药物化学、药物合成反应、计算机辅助药物设计、化学生物学、药剂学、药理学、药物光谱分析等。学习内容主要包括化学和波谱学知识（用于合成和确证药物）、生物学和药理学知识（用于阐明药物作用原理）、计算机和药物设计知识（用于设计新药）、医学基础知识（用于指导临床合理用药）、药事法规知识等。

➡➡**海洋药学**

海洋药学（Marine Pharmacy），专业代码为100707T，涵盖海洋生物技术、海洋资源学、药学、化学的多学科知识，包含生物医药、海洋药物及相关领域的产品研发、生产和推广，是一个多学科交叉的综合专业。海洋药学主要学习内容包括：海洋生物资源的分布和特征、国内外海洋生物资源研究开发的进展；海洋天然产物，特别是生物大分子的分离、纯化、鉴定及成药性评价。

海洋药学专业培养具备海洋药学基础知识、基本理论和基本技能，能够从事海洋药物研究、生产与工艺设计以及海洋生物工程技术研究的高素质专门人才。

海洋药学专业修业年限为四年，毕业后授予理学学士学位。海洋药学的专业核心课程包括海洋生物学、海洋制药学、海洋药物化学、生物技术在海洋资源开发中的应用、药剂学、免疫学、药理学、生物信息学等。

➡➡化妆品科学与技术

化妆品科学与技术专业修业年限为四年，专业代码为100708T，毕业后授予理学学士学位。培养面向化妆品行业，具备化学基础知识和基本理论，掌握化妆品、医药、农药、香精香料、颜料染料、电子化学品、化工助剂等精细化学品的专业知识，具有较强创新意识、创新能力和实践能力人才。例如：从事化妆品配方与工艺、化妆品分析检测、化妆品安全与功效评价，以及精细化工产品研究与开发、生产技术管理、产品质量控制、技术咨询和产品营销等方面工作的应用型技术。

▶▶药学研究生有哪些专业？

根据国务院学位委员会、教育部印发的《研究生教育学科专业目录（2022年）》，药学（一级学科，学科代码1007）属于医学（学科代码10）门类下。药学中的二级学科见表2。

表 2　　　　药学二级学科代码和名称

二级学科代码	二级学科名称
100701	药物化学
100702	药剂学
100703	生药学
100704	药物分析学
100705	微生物与生化药学
100706	药理学

各个学校根据情况不同，专业类别中有细微差别或有自己特设的招生专业，在此不做讨论，仅对以上 6 个学科进行阐述。研究生专业与本科生专业多有相似之处，只是研究生的工作更加偏重于本领域的相关研究，各个学校的研究生培养方案各不相同，研究方向也不一样，没有统一标准。下面以中国药科大学药学类硕士研究生专业研究方向加以介绍。

➡➡药物化学

药物化学学科的重点研究方向包括但不限于以下几个方面：

❖❖"蛋白-蛋白"相互作用调控剂研究

以非可控性炎症、肿瘤及神经退行性疾病等重大疾病为目标,重点围绕表观遗传调控(蛋白甲基化、乙酰化、泛素化)、蛋白翻译后修饰、转录因子(NF-κB、Nrf2、p53、STATs、HIF-1α 等)介导的调控网络中发现蛋白-蛋白相互作用的全新靶标,并以上述新靶标为核心,开展特异性调控剂的筛选、确证、结构改造、成药性优化等研究,从而发现针对靶标的特异性、高亲和力调控剂作为候选药物,为进一步的创新药物研究提供骨架全新的先导化合物。

✦✦ 新靶标或新通路导向的个体化治疗药物研究

重点针对肿瘤、非可控性炎症、免疫、神经系统、心脑血管、老年性和代谢性等疾病,选择相关新靶标或新通路,一方面,利用计算机辅助药物设计、骨架迁越、生物电子等排、最小修饰、前药等原理,开展新药分子的设计、合成和筛选,先导化合物的发现和成药性优化研究;另一方面,依据不同的药物靶标,针对基因分型或代谢酶谱不同,研发伴随基因检测试剂盒等,获得个体化治疗候选药物,满足临床个体化用药的需求。

✦✦ 基于活性天然产物的创新药物研究

以萜类、生物碱、黄酮等活性天然产物为先导化合物,利用化学生物学研究手段,开展活性天然产物的作用机制研究,确证其作用靶点;利用金属催化、不对称催化等现代有机合成策略，开展若干活性天然产物的全合成研究，突破来源的瓶颈问题，进而构建基于天然产物优势骨架的多样性类天然产物化合物库，供进一步生物学评价；开展天然产物结构改造研究，在提高生物活性的同时，解决其稳定性、溶解度、药代动力学等成药性方面的问题，获得结构新颖的先导化合物或候选药物，推进其向临床研究的转化，最终获得具有自主知识产权的新药。

✥✥ 药物合成新工艺研究及仿制药一致性评价

针对临床使用的大品种和专利到期药，采用现代有机合成手段，开展药物合成新工艺研究，使其更加符合绿色化学的要求。开展药物晶型和有关物质研究，积极参与仿制药的一致性评价。

➡➡ 药剂学

药剂学学科的重点研究方向包括但不限于以下几个方面：

✥✥ 新剂型与新制剂基础研究

生物药剂学基础研究技术平台——建立新的细胞转运模型、吸收和代谢模型，预测化学药、中药组分和生物技术药物的吸收和代谢性质，指导新型给药系统的设计与研制,建立以药物特性为基础、创新设计为导向、增效减毒为目的的现代药物制剂设计研究新体系以及生物药剂学数据库;物理药剂学与处方前研究——利用物理化学、材料学和晶体学等理论技术手段,重点研究药物不同固体形态(药物多晶、盐型、无定型、固体分散体、共晶、纳米晶等)的制备方法、晶体结构、光谱特征、机械及理化性质,为药物制剂处方前研究和固体形态筛选提供理论和实验依据。

❖❖ 缓控释与微粒制剂研究

缓控释制剂研究与产业化平台——重点开展微丸、骨架片、多层片、微渗透泵等制剂的处方及工艺技术,建立缓控释给药专家设计系统,建立脉冲释药、胃内滞留、结肠定位等新型释药系统,突破长期制约我国缓控释制剂发展的共性关键技术难点,实现择速、择时及择位释放,形成实验研究与生产一体化的技术链,加快我国缓控释制剂技术发展和国际化;微粒制剂研究与产业化平台——重点开展以纳米晶、纳米粒等技术提高难溶性药物口服生物利用度,并对口服纳米药物的产业化关键技术进行系统研究,实现纳米药物的大规模生产。并在研究微粒制剂吸收特性、转运机制等基础上,研发新型纳米乳、脂质体、高聚物胶束等新制剂、新工艺和新技术,从集

药学高等教育概览

成创新逐渐向自主创新发展。

❖❖ 生物大分子药物递送系统研究

重点开展生物大分子药物在体内的递送过程、机制和高效化的研究，以促吸收、PEG 化和融合蛋白等技术解决生物大分子药物体内外稳定性差、难以有效跨越体内生物屏障等瓶颈问题，建立有利于提高药物活性的生产工艺和制备技术，构建多功能性与协同作用的生物大分子药物高效递送系统。

❖❖ 智能型纳米制剂技术的研究

重点开展新型功能载体辅料的设计与合成，建立智能型纳米制剂成熟的生产工艺路线、监测纳米药物体内外的巡行轨迹，以及体内靶向可控释放性能和药效学评价体系，解决传统纳米制剂载药量低、载药不稳定、可控释放差、疗效不稳定等关键技术问题，研制安全、有效、稳定、质量可控的智能型纳米制剂，实现精准治疗。

❖❖ 高端制剂体质量控制与一致性评价

利用药动学理论和方法，根据疾病发作特点和规律、药物理化性质及临床治疗要求，利用计算机分析系统，精确模拟及解析复杂释药系统在体内的行为，设计和拟合理想血药浓度等体内过程,准确判断释药系统的体内外相关性,预测体外释放行为,提高高端制剂设计的科学性和合理性以及质量控制水平。

➡ ➡ 生药学

生药学(Pharmacognosy)主要是研究从自然界所得到的药物,检验其纯度等相关的学科。1987 年,我国徐国钧院士在再版的《生药学》一书对生药学做如下解释:生药就是药材,大多数生药都是我国历代本草收载的药物,稍有不同的是,生药还包括本草未有记载、中医不常应用而为西医所用的天然药物(如洋地黄叶、麦角等)。

生药学学科的重点研究方向包括但不限于以下几个方面:①中药活性成分发现与作用机制研究;②中药活性成分发现与创新药物研究;③药用植物资源与中药生物技术;④生药鉴定与质量标准;⑤中药体内过程分析。

➡ ➡ 药物分析学

药物分析学学科的重点研究方向包括但不限于以下几个方面:

❖ ❖ 创新药物质量控制关键技术研究

通过集成创新运用各种现代分离分析、纯化制备技术,有针对性地进行药物质量的全面控制,重点开展微量、痕量成分的分析方法研究,实现对化学药物中各种微量物质的快速定性和定量,为生产中的质量关键参数提供方案。

❖❖生物药物分析方法研究

开展蛋白类药物和核酸类药物的质量控制方法研究,并同时开展多糖、蛋白质及多肽等大分子药物体内分析及结构生物学相关领域的研究。

❖❖生物标记物和诊断技术的研究

建立基于作用原理的药物活性检测新技术方法,发现、确证药物靶标和功能分析。采用生物芯片、生物发光和化学发光等技术手段,进行选择性的药物分析、焦测序、基因多态性和基因表达谱的研究,为转化医学研究提供新的技术着力点。

❖❖高通量生命分析技术研究

发展基于分子探针和电化学传感器的药物在线、示踪或分子成像分析新技术方法,用于药物分布、结合部位、靶标定位、药物分子体内过程和药效或毒性的实时动态检测。

❖❖药物分析新材料研究

开展天然生物大分子材料、人工合成介孔硅胶和纳米新材料研究,开发具有专属和创新应用前景的药物分析检测单元和器件,并探索在药物分析和临床检验中的各类应用。

❖❖中药质量现代化及代谢组学研究

针对中药来源多样、成分复杂的特点,开展药效物质基础研究和方法学研究。发展新的方法与技术,进一步解决目前分析方法灵敏度、专属性和高通量等方面存在的问题,同时利用组学方法,为中药多指标质量控制、药效物质基础和靶标的寻找提供技术引导。

➡➡微生物与生化药学

微生物与生化药学是研究与药学科学相关的微生物学和生物化学的理论、原理和方法及其在新药发现、药物研究、药品生产、药品质量监控与药品临床应用中的作用的基础学科。它是在药学、制药工程、生物工程、生物技术专业基础上发展而来的。

微生物与生化药学的重点研究方向包括但不限于以下几个方面:

❖❖生物催化与生物转化和创新药物

利用天然菌或工程菌体内特定的酶完成药物合成工艺中的关键步骤，其常常为某些难以进行或不能进行的化学反应，转化产物立体构型单一，条件温和，收率高，且有利于保护环境，符合可持续发展战略；采用生物信息学手段，构建药用功能酶的蛋白模型，进行分子对接，并以此为依据对酶基因进行定向改造，提高其对特定底物的催化效率，得到具有新催化性质的酶分子，并最终将其用于手性药物及其中间体的制备和新药开发。

❖❖微生物次级代谢产物的研究

利用现代生物技术研究微生物药物的生物合成和代谢调控，克隆微生物药物生物合成基因和调控基因，阐明代谢产物生物合成途径和代谢调控机制，采用理性化筛选和基因工程方法，改造微生物的基因结构，进而改变代谢产物的组分，提高有效组分的含量和产量。同时，研究代谢产物的分离纯化工艺。

❖❖药学生化与分子生物学

应用生物化学等理论和技术，从天然动物药分离纯化筛选具有自主知识产权的蛋白质、多肽、酶等生物大分子新药先导化合物；应用分子生物学等理论和生物技术，建立具有自主知识产权的基因工程药物原核细胞高效表达系统、基因工程药物转基因植物的技术及平台，并实现产业化。该学科涉及两个方面内容：一是微生物药学，主要研究微生物代谢产生的各类药物的相关问题，包括菌种选育、代谢调控、分离纯化、生理活性物质的筛选等，如抗生素的研究；二是生物化学，主要研究生物体的组成成分和代谢产生的药物的相关问题，包括药物的提取分离、药物的疗效、药物构效关系研究及生物药物（抗体、多肽、生长因子和酶等）生产和制备的工艺过程的研究。

➡ ➡ 药理学

药理学（Pharmacology）是研究药物与机体间相互作用规律及其药物作用机制的一门科学，主要包括药效动力学和药代动力学两个方面。前者阐明药物对机体的作用和作用原理，后者阐明药物在体内吸收、分布、生物转化和排泄等过程，以及药物效应和血药浓度随时间消长的规律。

药理学学科的重点研究方向包括但不限于以下几个方面：

❖ ❖ H_2S 与 NO 双供体药物防治缺血性脑卒中的药效和分子机制研究

研究 H_2S 和 NO 等气体信号分子在缺血性脑卒中发

病过程中的作用，明确缺血性脑卒中的病理机制，在此基础上开发 H_2S 与 NO 双供体药物，一方面通过 H_2S 抑制神经血管单元内 NOX_2，阻断 O_2^- 及后续的 $ONOO^-$ 生成；另一方面适量补充 NO，弥补 eNOS 生成 NO 量的不足，从而维持 NVU 微环境的稳态和正常功能，协同对抗缺血性脑卒中。

❖❖与神经精神疾病相关的 G 蛋白偶联受体靶点通路研究

研究 G 蛋白偶联受体在神经精神疾病（阿尔茨海默病、帕金森病、精神分裂症和抑郁症）发病与治疗中的作用。G 蛋白偶联受体与神经精神类疾病有着密切的关系，是新药研发和基础研究的重要药物靶点，研究方向主要包括体外相关靶点稳转株建立和筛选、整体动物模型药效评价、药物作用机制和靶点通路研究。

❖❖半胱氨酰白三烯受体 1（CysLT1R）在阿尔茨海默病中的作用及机制研究

研究 CysLT1R 在阿尔茨海默病（AD）形成中的作用，确立脑内 CysLT1R 是防治 AD 的新靶点，促进新一代脑靶向 CysLT1R 拮抗剂的研发，并且为干预 AD 时间窗的选择提供重要的参考依据。

❖❖基于动物模型的疾病机理研究和药物的干预作用

通过对动物疾病和相关生命现象的研究,研究人类各种疾病(心脑血管、肝脏和代谢性疾病等)的发生发展机理;进而以动物疾病模型为基础,探求药物治疗效果和药物的作用机制,以控制人类的疾病和衰老,延长人类的寿命,继而进行相关防治药物开发。

➡➡其他专业

随着药学专业的不断发展,除了上述目录内专业外,各学校还设置了其他专业类别。例如药代动力学、天然药物化学、社会与管理药学、药物经济学、医药大数据与人工智能以及药物教育学等。每个学校设置的专业不同,所以代码设置也不尽相同,此次不进行展开介绍。

药学高等教育概览

药学之人才需求

人各有能，因艺授任。

——《后汉书·列传·张衡列传》

随着社会经济水平的增长和医药产业结构的升级，我国对药学人才的需求越来越迫切。医药产业是国民经济的重要组成部分，与人民的健康和生活质量息息相关。与此同时，国家创新驱动战略已将生物医药列为重点突破的十大领域之一，药学领域正在从"仿制"向"创新"转型的过程中，故药学领域人才仍然有很大的缺口。

针对药学相关专业培养的人才，大部分人员从业时仍围绕新药研发的各个链条展开。本部分先针对各个专业培养的人才定位进行介绍，再针对药物研发、生产、流通等领域介绍人才需求。

▶▶药学相关专业人才定位

➡➡药物化学

药物化学围绕新药研究与开发、药品生产和管理的整个过程，主要培养能够立足于药物设计和发现性研究及药物合成领域的人才。

➡➡药物制剂

药物制剂培养能够从事药物剂型及制剂的研究开发、从事药物制剂的生产及质量管理、从事制剂工艺技术的设计以及承担药品调剂和临床用药指导等相关工作的人才。

➡➡药物分析

药物分析培养能够从事药物研发、药品检验、质量控制与监督管理等工作的高级专门人才，如从事药品检验、药品安全评价、药品临床监测研究等的工作人员以及高端管理人才等。

➡➡临床药学

临床药学培养"懂医精药"的药学服务型人才，"医药融合"的中国药师。

➡➡**药事管理**

药事管理为医药行业，包括卫生健康、医保等监督管理部门提供既有药学背景，又能从事管理工作或政策与法规研究工作的复合型高级专门人才。

➡➡**海洋药学**

海洋药学培养能够从事海洋药物相关专业的教学、研究、生产及产品推广等工作的高端人才。

➡➡**化妆品科学与技术**

化妆品科学与技术培养可在国家机关、企事业单位从事化妆品等精细化工产品管理，在教育机构从事教育教学或科学研究等的人才。

➡➡**生药学**（研究生）

生药学培养具有高级生药学理论知识和技能、在医药领域从事研究和高级技术工作的专门人才以及具有传承、创新双思维，辨中药、证材质的复合型应用人才。

➡➡**药理学**（研究生）

药理学培养具有独立从事科学研究、教学工作或担任专门技术工作能力的人才。该人才可以熟练掌握心脑缺血性损伤及其他组织器官损伤体内外模型制备，以及损伤和防治损伤机制研究的基本理论和技术,熟练掌握抗肿瘤药物筛选、评价及作用机制研究的基本理论和技术。

▶▶药学相关人才需求

药物研发是一场"持久战",一般要历经 10～15 年。中间涉及各个环节,是一个复杂的"系统工程"。从药物的研发到药物的生产、上市,从药物的设计、合成、剂型的确定到药物的质量控制,从药物的专利分析到药事法律法规,都涉及各种专业各个类型的学科人才。此处无法一一对应,亦无法面面俱到。我们仅简单地将药物研发分为四个阶段:新药的发现阶段、临床前药物评价阶段、临床研究阶段以及新药申请与上市阶段,介绍各个阶段对人才的需求。

➡➡新药的发现阶段

在药物的发现阶段,又可分为三个步骤:药物靶标选择/确认、先导化合物(是指具有一定的活性,但尚未达到成为药物的标准)的确定和优化以及候选化合物的确定。

✤✤药物靶标选择/确认阶段

主要涉及生物学和化学生物学的工作,目的是确定药物可以作用的靶点。

❖❖❖先导化合物的确定和优化阶段

此阶段主要涉及药物化学的工作和生物化学、药理学评价。通过计算机辅助虚拟筛选或者化合物库筛选、天然产物筛选等多种方法得到对特定靶标具有初步活性的先导化合物，以便开展后续优化研究。通过对先导化合物不断优化—活性测试—总结构效关系—二次优化等，最终得到活性良好、成药性质较好的化合物；对来自天然产物的化合物其优化过程可能略有差异。

❖❖❖候选化合物的确定

此阶段涉及药理学、药代动力学以及药物化学的工作，综合评价化合物的活性和成药性质，选取各方面综合表现最佳的化合物作为候选化合物。

药物的发现阶段属于药物研发的初期，也是各个学科进行基础研究的时期，通常学科之间会有所交叉，更加需要各个学科之间相互配合。

新药的专利布局通常在此阶段就已开始，当研发机构或制药企业发现较好的先导化合物或准候选化合物时，就开始布局专利，以便尽早保护药物的结构取得专利权。

➡➡临床前药物评价阶段

在药物的发现阶段（亦称为研究阶段），确定候选化合物后，药品研发就进入了开发阶段。临床前药物评价的目的是通过各种临床前的研究，进行研究中的新药（Investigating New Drugs，IND）申请。此阶段涉及六个方面的研究：原料药的合成工艺研发、药代动力学评价、药效学评价、安全性评价、毒理学研究及毒代动力学研究，以及制剂开发（排序不代表实际研究顺序）。

✥✥原料药的合成工艺研发

此阶段主要涉及药物化学、制药工程以及药物分析等学科，在研究阶段，合成的主要目标是获得化合物，并未过多地计较产率以及成本的控制。但是在后期，候选化合物确定后，就要开始开展合成工艺研究，目的是满足生产需求，能够低成本、高效率、环境友好地合成大量化合物，所以通常要经历小试—中试—放大生产（以便提供临床级别化合物），其间还要保证药品的质量（高纯度、杂质限量）。

✥✥药代动力学评价

此阶段主要涉及药理学（药代动力学）等，目的是掌握药物在动物体内的吸收、分布、代谢和排泄（ADME）的性质，以便确定后续研究时给药剂量和给药频率。

✤✤ 药效学评价和安全性评价

此阶段主要涉及药理学等，主要是进一步在动物模型上评价药物对特定疾病的生理活性、评估药物的副作用等安全性。

✤✤ 毒理学研究及毒代动力学研究

此阶段主要涉及药理学/毒理学等，目的是在动物模型上评价药物的急性毒性、慢性毒性、生殖毒性以及遗传毒性等性质。

✤✤ 制剂开发

此阶段主要涉及药物制剂等，主要是根据不同药物以及药物的不同性质，确定合适的给药剂型（片剂、胶囊、肠溶片、缓释片等），并可以通过不同的剂型改善药物的药代动力学性质等，是药物研发的一个重要环节。

完成了临床前评价，则可以向药品监管部门提交新药临床研究申请。

➡➡ 临床研究阶段

此阶段是药物研发的第三个阶段，需要在人体上进行药物的药效、药代动力学以及毒理学评价，最终确定是否能够满足上市要求。此阶段主要涉及临床药学、药代动力学等相关工作，主要分为Ⅰ期、Ⅱ期和Ⅲ期临床研究。

❖❖❖ Ⅰ期临床研究

此阶段一般需要征集 20～100 名正常和健康的志愿者，主要是初步评估临床的药理学、药代动力学以及人体安全性。通常需要住院以进行 24 小时的密切监护，监测药物的血液浓度、不良作用等，同时也要获得药物的药代动力学（吸收、分布、代谢和排泄等）、药效持续时间以及药物最高和最低剂量的信息，为制订给药方案和安全剂量提供依据。

❖❖❖ Ⅱ期临床研究

此阶段通常需要征集 100～500 名相关病人进行试验，目的是通过对病人给药获得在人体的药效学相关数据，评价药物的安全性和有效性，同时评价药物在病人体内的药代动力学性质。

❖❖❖ Ⅲ期临床研究

此阶段需要在更大样本量的病人志愿者中进行，目的是进一步评价药物的治疗效果和毒副作用，是治疗作用的确证阶段，也是为药品注册申请获得批准提供依据的关键阶段。

制药企业通常都设有自己的法律部门，因为药物相关的法律法规几乎贯穿制药整个过程。

➡➡ 新药申请与上市阶段

完成临床研究阶段的药物，制药公司会将数据等所需资料整理，然后向药物监管部门提出新药申请（New Drug Application，NDA）。待获得药监部门批准后，即可上市销售。一般药物有三个名称——商品名、通用名和化学名。商品名是不同公司为自己的药物命名的专有名词，其受专利法保护，所以可以在药物的商品名右上角发现有一个®（register，注册）；通用名是文献、书籍等资料中使用的名字，每个药物分子只有一个通用名，它类似药物的"身份证"，不受专利法保护；化学名是根据药物分子进行的系统的化学命名。以第一个靶向药物甲磺酸伊马替尼为例，格列卫®是商品名（诺华公司），伊马替尼是通用名，而化学名则是 4-[(4-甲基-1-哌嗪)甲基]-N-[4-甲基-3-[[4-(3-吡啶)-2-嘧啶]氨基]苯基]-苯胺甲磺酸盐。

还有一部分药物需要进行Ⅳ期临床研究。Ⅳ期临床研究（部分国家称为三期临床 B，Phase ⅢB），属于药物上市后监测,目的是评价在普通或者特殊人群中使用的利益与风险关系以及改进给药剂量等,同时考察广泛使用、长期使用时药物的疗效和不良反应等。

当然,也发生过一些药物上市后发现其较大的不良反应而撤市的事件,比如非甾体抗炎药罗非昔布于1999 年上市,在 2004 年由于严重的心血管风险被撤回;1985 年上市的抗过敏药特非那定,上市后由于发现其会引起尖端扭转型心律失常(Tdp,一种严重的心脏疾病)而被多个国家禁用和撤市。

药品研发与人类的健康息息相关,作为一个药学人,必须牢记身上的责任。存心以仁,任事以诚,弘扬神农伟业,建树万世之功,为了人类的健康与发展而努力奋斗!

参考文献

[1] 白东鲁,沈竞康. 新药研发案例研究——明星药物如何从实验室走向市场[M]. 1 版. 北京：化学工业出版社，2014.

[2] 尤启冬. 药物化学[M]. 4 版. 北京：化学工业出版社，2021.

[3] WANG J G，XU C C，WONG Y K，et al. Artemisinin, the Magic Drug Discovered from Traditional Chinese Medicine [J]. Engineering，2019，5：32-39.

[4] 姜远英，黄宝康，柴逸峰，等. 中国百年药学教育的历史回顾 [J]. 药学教育，2009，25（5）：58-62.

[5] 田丽娟. 中国现代药学史研究 [D]. 沈阳：沈阳药科大学，2006.

［6］ 樊陈琳，徐晓媛，吴晓明，等. 我国药学类专业认证发展历程回顾、反思与展望［J］. 中国药学杂志，2022，57（2）：154-162.

［7］ YANG Q，WANG J，ZHANG Y Z，et al. Origin，development and current status of pharmaceutical education steering organizations in China ［J］. J. Chin. Pharm. Sci.，2015，24（12）：816-820.

［8］ PATRICK G L. An introduction to Medicinal Chemistry ［M］. Sixth ed. Oxford：Oxford University Press，2018.

［9］ 尤启冬，郭宗儒. 高等药物化学——创新药物研究原理与案例［M］. 北京：人民卫生出版社，2021.

［10］ Doyle D. Notoriety to respectability：a short history of arsenic prior to its present day use in haematology ［J］. British Journal of Haematology. 2009，145（3）：309-317.

参考文献

"走进大学"丛书书目

什么是自动化？　王　伟　　大连理工大学控制科学与工程学院教授
　　　　　　　　　　　　　国家杰出青年科学基金获得者（主审）
　　　　　　　　王宏伟　　大连理工大学控制科学与工程学院教授
　　　　　　　　王　东　　大连理工大学控制科学与工程学院教授
　　　　　　　　夏　浩　　大连理工大学控制科学与工程学院院长、教授
什么是计算机？　嵩　天　　北京理工大学网络空间安全学院副院长、教授
什么是土木工程？
　　　　　　　　李宏男　　大连理工大学土木工程学院教授
　　　　　　　　　　　　　国家杰出青年科学基金获得者
什么是水利？　　张　弛　　大连理工大学建设工程学部部长、教授
　　　　　　　　　　　　　国家杰出青年科学基金获得者
什么是化学工程？
　　　　　　　　贺高红　　大连理工大学化工学院教授
　　　　　　　　　　　　　国家杰出青年科学基金获得者
　　　　　　　　李祥村　　大连理工大学化工学院副教授
什么是矿业？　　万志军　　中国矿业大学矿业工程学院副院长、教授
　　　　　　　　　　　　　入选教育部"新世纪优秀人才支持计划"
什么是纺织？　　伏广伟　　中国纺织工程学会理事长（作序）
　　　　　　　　郑来久　　大连工业大学纺织与材料工程学院二级教授
什么是轻工？　　石　碧　　中国工程院院士
　　　　　　　　　　　　　四川大学轻纺与食品学院教授（作序）
　　　　　　　　平清伟　　大连工业大学轻工与化学工程学院教授
什么是海洋工程？
　　　　　　　　柳淑学　　大连理工大学水利工程学院研究员
　　　　　　　　　　　　　入选教育部"新世纪优秀人才支持计划"
　　　　　　　　李金宣　　大连理工大学水利工程学院副教授
什么是航空航天？
　　　　　　　　万志强　　北京航空航天大学航空科学与工程学院副院长、教授
　　　　　　　　杨　超　　北京航空航天大学航空科学与工程学院教授
　　　　　　　　　　　　　入选教育部"新世纪优秀人才支持计划"
什么是生物医学工程？
　　　　　　　　万遂人　　东南大学生物科学与医学工程学院教授
　　　　　　　　　　　　　中国生物医学工程学会副理事长（作序）
　　　　　　　　邱天爽　　大连理工大学生物医学工程学院教授
　　　　　　　　刘　蓉　　大连理工大学生物医学工程学院副教授
　　　　　　　　齐莉萍　　大连理工大学生物医学工程学院副教授

什么是动物医学？	陈启军	沈阳农业大学校长、教授
		国家杰出青年科学基金获得者
		"新世纪百千万人才工程"国家级人选
	高维凡	曾任沈阳农业大学动物科学与医学学院副教授
	吴长德	沈阳农业大学动物科学与医学学院教授
	姜　宁	沈阳农业大学动物科学与医学学院教授
什么是农学？	陈温福	中国工程院院士
		沈阳农业大学农学院教授（主审）
	于海秋	沈阳农业大学农学院院长、教授
	周宇飞	沈阳农业大学农学院副教授
	徐正进	沈阳农业大学农学院教授
什么是医学？	任守双	哈尔滨医科大学马克思主义学院教授
什么是中医学？	贾春华	北京中医药大学中医学院教授
	李　湛	北京中医药大学岐黄国医班（九年制）博士研究生
什么是公共卫生与预防医学？		
	刘剑君	中国疾病预防控制中心副主任、研究生院执行院长
	刘　珏	北京大学公共卫生学院研究员
	么鸿雁	中国疾病预防控制中心研究员
	张　晖	全国科学技术名词审定委员会事务中心副主任
什么是药学？	尤启冬	中国药科大学药学院教授
	郭小可	中国药科大学药学院副教授
什么是护理学？	姜安丽	海军军医大学护理学院教授
	周兰姝	海军军医大学护理学院教授
	刘　霖	海军军医大学护理学院副教授
什么是管理学？	齐丽云	大连理工大学经济管理学院副教授
	汪克夷	大连理工大学经济管理学院教授
什么是图书情报与档案管理？		
	李　刚	南京大学信息管理学院教授
什么是电子商务？	李　琪	西安交通大学经济与金融学院二级教授
	彭丽芳	厦门大学管理学院教授
什么是工业工程？	郑　力	清华大学副校长、教授（作序）
	周德群	南京航空航天大学经济与管理学院院长、二级教授
	欧阳林寒	南京航空航天大学经济与管理学院研究员
什么是艺术学？	梁　玖	北京师范大学艺术与传媒学院教授
什么是戏剧与影视学？		
	梁振华	北京师范大学文学院教授、影视编剧、制片人
什么是设计学？	李砚祖	清华大学美术学院教授
	朱怡芳	中国艺术研究院副研究员